从零开始学中医系列

方剂学入门

冯广青 ◎主编

孙金芳 ◎主审

化学工业出版社

·北京·

本书共收录方剂百余副，并按功效分为四十多类，每副方剂都配有组成药物的高清图片，并详列了出处、歌诀、用法、功效、主治及方解等内容，内容丰富，实用性强。

　　本书可供中医院校学生和教师、中医临床工作者及针灸爱好者学习参考。

图书在版编目（CIP）数据

　　方剂学入门/冯广青主编. —北京：化学工业出版社，2020.1

　　（从零开始学中医系列）

　　ISBN 978-7-122-35269-9

　　Ⅰ．①方…　Ⅱ．①冯…　Ⅲ．①方剂学 - 图解　Ⅳ．① R289-64

　　中国版本图书馆 CIP 数据核字（2019）第 211479 号

责任编辑：邱飞婵　满孝涵　　　　统　　筹：

　　　　　　　　　　　　　　　　　摄　　影：双福 SF 文化·出品　www.shuangfu.cn

责任校对：张雨彤　　　　　　　　装帧设计：史利平

出版发行：化学工业出版社（北京市东城区青年湖南街13号　邮政编码 100011）

印　　装：北京瑞禾彩色印刷有限公司

880mm×1230mm　1/64　印张 4　字数 200 千字

2020 年 2 月北京第 1 版第 1 次印刷

购书咨询：010-64518888　　　　售后服务：010-64518899

网　　址：http://www.cip.com.cn

凡购买本书，如有缺损质量问题，本社销售中心负责调换。

定　　价：32.80 元　　　　　　　　　　　　　　版权所有　　违者必究

编写说明

随着现代社会的发展，中医中药独有的优势更加受到人们的青睐，其满足了医患双方通过自然手段达到健康目的新要求，适应了医学事业发展的新需要，拓展了人类对生命科学的新认识。

如何能让读者既能科学规范地掌握中医基础，又简易轻松地学习中医理论？这是本套丛书设立并出版的目的。

本套丛书是笔者和同行们多年临证读典的精华总结，是结合了长期临床、教学实践和体会撰写的中医入门书籍，其中所涉多为中医基础理论知识，内容深入浅出、简明扼要，注重实用，通俗易懂。力求读者执本套丛书，便可入中医之门，并为进一步钻研深造打下一个牢固的基础。

"天覆地载，万物悉备，莫贵于人。"希望读者在阅读本套丛书时，认识、理解中医，再到接受中医，进而爱上中医，于切身感受中，体会"医理即天地之理"的精妙。让中医这门看似深奥的传统医学，能够通过本套丛书的指导和参考，进入寻常百姓家，让更多人因其受益。

本套丛书虽经数次勘校，依然可能存有疏漏之处，欢迎读者指正！

编者

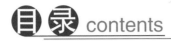

目录 contents

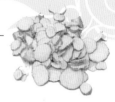

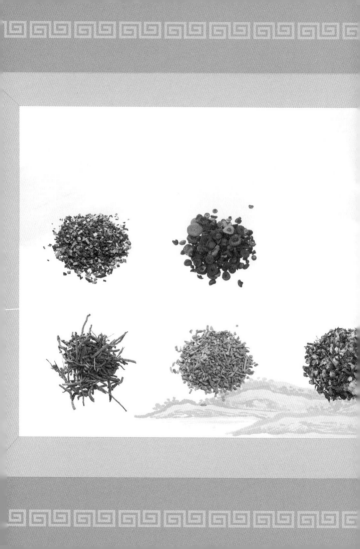

第一章

中医方剂基础

中医方剂发展溯源

中医方剂，是历代医家临床经验的结晶，是运用中医辨证论治理论指导临床防病治病的有力武器。

早在原始社会，我们的祖先就已发现药物有治疗疾病的功效。最初只是使用单味药，经过世代日积月累的口尝身受，逐渐认识到，几味药物配合应用，其效果优于单味药物，从而逐渐形成了方剂。

先秦两汉时期

《五十二病方》是我国现今发现的最早的一部方书。出土自长沙马王堆汉墓，原书无名，因在目录之末载有"凡五十二（病）"字样，整理者据此并结合内容将全书分为52题而定其名。现存记载比较完整的药方189首，其中单味药方达110首，显示了方剂由单味药到数味药配合的历史过程。

成书于春秋战国时期的《黄帝内经》，载方13首，剂型有汤、丸、散、丹、膏、酒之分，其对治则与治法的总结、对方剂分类方法及组方结构等理论的阐述，为方剂学的形成与发展奠定了理论基础。

东汉张仲景所著的《伤寒杂病论》，载方314首，大多有理有法，配伍严谨，疗效确切，被后人尊为"方书之祖"。古今大量著名方剂，或由其化裁而成，或师其法而制。该书创造性地融理、法、方、药于一体，且剂型丰富，煎服有法，为方剂学的形成与发展奠定了临床基础。

晋唐时期

东晋葛洪所著的《肘后备急方》，载方1060首，所辑之药方及用法，"已试而后录之""简、便、廉、效"是该书的显著特点。其中"青蒿一握取汁服，以治疟疾"，为现代青蒿素的研制提供了宝贵经验。2015年，华人女药学家屠呦呦因发现青蒿素而获得诺贝尔生理学或医学奖，这是中国医学界迄今为止获得的最高奖项，也是中医药成果获得的最高奖项。

唐代孙思邈著有《备急千金要方》和《千金翼方》，前者合方、论5300余首，后者合方、论、法2900余首。其书涉及内、外、妇、儿等科，专列"食治"方，同时收录了若干保健、美容方剂，为后世补虚弱、抗衰老留下了许多珍贵的方剂和经验。王焘编辑的《外台秘要》整理并保存了唐代及其以前的医方 6800 余首，尤其重视传染病防治方剂的记述。其先论后方的形式，井然有序，多为后世方剂著作所效法。

宋元时期

　　政府开始组织编制、名家各有所长是这一时期的两大特点。

　　《太平惠民和剂局方》是我国历史上第一部政府组织编制的药典，载方虽只有 788 首，但大多数是当世医家方剂运用经验之精华，众多方剂声名卓著、疗效突出。

　　各大名家有：擅用寒凉的刘完素，著《黄帝素问宣明方论》；擅长攻下的张从正，著《儒门事亲》；补土之宗李杲，著《脾胃论》；擅治儿科的钱乙，著《小儿药证直诀》……有建树的医家，不一而足，均为方剂学的发展做出了重要贡献。

明清时期

　　这一时期，方剂学的发展不仅在于方剂数目巨大，并且在医方义理、方剂分类及治法探讨等方面皆进入了新的阶段。

　　明代朱橚编纂的《普济方》载方 61739 首，

是我国现存古籍载方最多的一部方书。

明代吴昆的《医方考》，"考其方药，考其见证，考其名义，考其事迹，考其变通，考其得失，考其所以然之故"，是历史上第一部方论专著。

张介宾《景岳全书》中的"古方八阵"是按治法（功效）分类方剂的范例。施沛的《祖剂》是以源流归类方剂的代表。张璐的《张氏医通》是以病证分类的代表。汪昂的《医方集解》以治法、病因结合专科用方，分补养、发表、涌吐、攻里、祛风、祛寒、清暑等22类，首开综合分类的先例。

治法在明清有较大发展。程钟龄在《医学心悟》中提出汗、吐、下、和、温、清、消、补八法，进一步完善了治疗大法。吴塘的《温病条例》、雷丰的《时病论》都使治法由粗到细，层层深入，渐渐形成完善的体系。

近现代时期

近代以来，特别是新中国成立后，方剂学的发展更为迅速。古代方书得到了校刊、出版；中医药高等教育不断发展；中成药在生产工艺、剂型改进、药效、毒理、质量标准和临床应用方面都取得了举世瞩目的进展。

随着中医学的全面发展，方剂学的独特优势

将会得到进一步发挥，并为人类的健康做出新的贡献。

方剂与治法

方剂是在辨证、立法的基础上选药配伍而成的，运用方剂需要有治法的指导。

用治法为纲来解释方剂，这就形成了以法统方，包括以下四个方面。

以法组方即是用法的指导来组织方剂。

以法遣方即是用法的指导来运用、选择方剂。

以法类方即是用法的指导来分类方剂。

以法释方则是作方论和讲解方义的时候，用治法为纲来解释方剂。

老中医指导

理、法、方、药是辨证论治的全部过程。中医治病首先是"辨证"，即根据疾病所表现的证候，分析、辨别疾病当前阶段的病因、病机、病性、病位等，然后才能"论治"。"论治"是在辨证清楚的基础上，对该病确定恰当的治疗方法，在治法的指导下选用适宜的药物组成方剂。即"方从法出""法随证立""方即是法"。因此，辨证、治法、方剂三者必须紧密相合，任何一环发生舛错，则一切枉然。

治法常用"八法"

汗、吐、下、和、清、温、消、补，是治法常用的"八法"，现简要介绍如下。

》》汗法

汗法主要是通过发汗，使腠理开、营卫和、肺气畅、血脉通，从而祛邪外出，调和正气。适用于治疗外感六淫之邪所致的表证，腠理闭塞、营卫郁滞的寒热无汗，或腠理疏松，虽有汗但寒热不解的病证，皆可用汗法治疗。根据病情有寒热见证，又有辛温、辛凉之方的区别。

》》吐法

吐法是通过涌吐的方法，使停留在咽喉、胸膈、胃脘的痰涎、宿食或毒物从口中吐出的一类治法。适用于中风痰壅、宿食壅阻胃脘、毒物尚在胃中、痰涎壅盛之癫狂与喉痹、干霍乱吐泻不得等，属于病位居上、病势急暴、内蓄实邪、体质壮实之证。因吐法易伤胃气，故体虚气弱、妇人新产、孕妇等均应慎用。

》》 下法

下法是通过泻下、荡涤、攻逐等作用，使停留于胃肠的宿食、燥屎、冷积、瘀血、结痰、停水等从下窍而出，以祛邪除病的一类治法。凡邪在肠胃而致大便不通、燥屎内结，或热结旁流，以及停痰留饮、瘀血积水等形症俱实之证，均可使用。由于病情有寒热，正气有虚实，病邪有兼夹，所以下法又有寒下、温下、润下、逐水、攻补兼施之别。

》》 和法

和法是通过和解或调和的方法，使半表半里之邪，或脏腑、阴阳、表里失和之证得以解除的一类治法。适用于邪犯少阳、肝脾不和、肠寒胃热、气血营卫失和等证。其应用范围较广，分类也多，主要有和解少阳、透达膜原、调和肝脾、疏肝和胃、分消上下、调和肠胃等。

》》 温法

温法是通过温里祛寒的作用，以治疗里寒证的一类治法。里寒证的形成，有外感、内伤的不同，或由寒邪直中于里，或因失治误治而损伤人体阳气，或因素体阳气虚弱，以致寒从中生。同时，里寒证又有部位浅深、程度轻重的差别，故温法又有温中祛寒、回阳救逆和温经散寒的区别。

清法

清法是通过清热、泻火、解毒、凉血等作用，以清除里热之邪的一类治法。适用于里热证、火证、热毒证以及虚热证等里热病证。由于里热证有热在气分、营分、血分、热壅成毒以及热在某一脏腑之分，因而在清法之中，又有清气分热、清营凉血、清热解毒、清脏腑热等不同。

消法

消法是通过消食导滞、行气活血、化痰利水、驱虫等方法，使气、血、痰、食、水、虫等渐积形成的有形之邪渐消缓散的一类治法。适用于饮食停滞、气滞血瘀、癥瘕积聚、水湿内停、痰饮不化、疳积虫积以及疮疡痈肿等病证。消法所治，主要是病在脏腑、经络、肌肉之间，邪坚病固而来势较缓，属渐积形成，且多虚实夹杂，尤其是气血积聚而成之癥瘕痞块、痰核瘰疬等，不可能迅即消除，必须渐消缓散。

补法

补法是通过补益人体气血阴阳，以主治各种

虚弱证候的一类治法。目的在于通过药物的补益，使人体气血阴阳虚弱或脏腑之间的失调状态得到纠正，复归平衡。此外，在正虚不能祛邪外出时，也可以补法扶助正气，并配合其他治法，达到扶正祛邪的目的。其又有补气、补血、补阴、补阳等之分。

方剂的分类

》病证分类

《五十二病方》《伤寒杂病论》《外台秘要》《太平圣惠方》等都是以这种分类方法分类。此法的优点在于，便于临床以病证索方。

》组成分类

这种分类方法以《祖剂》为代表。该书选《黄帝内经》《伤寒杂病论》《太平惠民和剂局方》以及后世医家部分基础方剂，冠以祖方，用以归纳其他同类方剂。此法对归纳病机、治法共性的类方研究具有重要意义，但存在始末欠清之弊。

》治法分类

最早按此法分类的当推《景岳全书》，张介宾提出的"八阵"即补、和、功、散、寒、热、固、因。此法亦称按功效分类。

>>> 综合分类

　　汪昂的《医方集解》开创了综合分类的方法，以方剂功效、治证病因兼顾专科用方，将所载方剂分为补养、发表、涌吐、攻里、表里、和解等21类。此法被后世多数医家所推崇，清代吴仪洛的《成方切用》、张秉成的《成方便读》都是借用这种分类方法。

组方的基本原则和结构

　　每一个方剂，还应符合严密的组方基本原则和结构，这样才能做到主次分明，提高疗效。

"以法统方"是遣药组方的基本原则

　　在临床辨证论治过程中，方剂是从属于治法的，治法是应用成方和创造新方剂的根据。例如，患者有发热、微恶风寒、无汗或少汗、头痛咳嗽、口干微渴、舌苔薄白、脉象浮数。根据辨证，断定是风热表证，首先确立辛凉解表的治法，然后根据这一法则，选用银翘散或桑菊饮等进行治疗。

"君、臣、佐、使"是组方的基本结构

　　这一理论最早见于《黄帝内经》。《素问·至

真要大论》对其进一步解释说："主病之谓君，佐君之谓臣，应臣之谓使。"今据各家论述及历代名方的组成规律，进一步分析归纳如下。

君药：对主病或主证起主要治疗作用的药物。

臣药：有两种意义。①辅助君药加强治疗主病或主证作用的药物；②针对重要的兼病或兼证起主要治疗作用的药物。

佐药：有三种意义。①佐助药，即配合君、臣药以加强治疗作用，或直接治疗次要兼证的药物；②佐制药，即用以消除或减弱君、臣药的毒性，或能制约君、臣药峻烈之性的药物；③反佐药，即病重邪甚，可能拒药时，配用与君药性味相反而又能在治疗中起相成作用的药物，以防止药病格拒。

使药：有两种意义。①引经药，即能引领方中诸药至特定病所的药物；②调和药，即具有调和方中诸药作用的药物。

一个方剂中药物的君、臣、佐、使，主要是以药物在方中所起作用的主次地位为依据。除君药外，臣、佐、使药都具两种以上的意义。在遣药组方时并没有固定的模式，每一方剂的具体药味多少，君、臣、佐、使是否齐备，全视具体病情及治疗要求的不同及所选药物的功能来决定。

方剂的变化形式

在临证运用成方时，应根据患者体质状况、年龄长幼、四时气候、地域差异，以及病情变化而灵活加减，做到"师其法而不泥其方，师其方而不泥其药。"主要有以下变化形式。

》 药味加减的变化

药物是决定方剂功用的主要因素。当方剂中的药物增加或减少时，必然要使方剂组成的配伍关系发生变化，更加适合变化了的病情，即"随证加减"。例如桂枝汤，具有解肌发表、调和营卫之功。若在此证候基础上，兼有宿疾喘息，则可加厚朴以下气除满、杏仁以降逆平喘。

在选用成方加减时，一定要注意所治病证的病机、主证都与原方基本相符，否则是不相宜的。还有一点，即对成方加减时，不可减去君药，否则就是另组新方了。

》 药量增减的变化

药量决定药力的大小。某些方剂中用量比例的变化还会改变该方功用和主治证候。例如小承气汤与厚朴三物汤，都由大黄、枳实、厚朴三味组成。但小承气汤主治阳明腑实轻证，厚朴三物汤主治大便秘结、腹满而痛，两方在功用和主治的主要方面有所不同。

方剂的剂型

》》液体剂型

1. 汤剂

汤剂是将药物饮片加水或酒浸泡 30 分钟左右后再行煎煮，去渣取汁，主要供内服，外用多作洗浴、熏蒸及含漱之用。某些煎法特殊的药物，煎煮时尤需注意。如介壳类、矿石类药物，应打碎先煎；气味芳香的药物，用其挥发油取效的，宜后下；不宜见火的药，需待汤剂临服时投入，搅匀内服。

汤剂的特点是吸收快，能迅速发挥药效，能根据病情变化而随证加减，较全面、灵活地照顾到每个患者的特殊性，适用于病证较重或病情不稳定的患者。不足之处在于服用量大，某些药的有效成分不易煎出或易挥发，不适于大规模生产，也不便于携带。

2. 酒剂

酒剂是将药物用白酒或黄酒浸泡，或加温隔水炖煮，去渣取液，供内服或外用。

酒剂适用于祛风通络和补益剂。外用酒剂尚可祛风活血、止痛消肿。

3. 糖浆剂

糖浆剂是将药物煎煮去渣取汁浓缩后，加入适量蔗糖溶液制成。

糖浆剂味甜量小、服用方便、吸收较快，尤其适合儿童服用。

4. 口服液

口服液是将药物用水或其他溶剂提取后精制而成的内服液体制剂。

口服液具有剂量较少、吸收较快、服用方便、口感适宜等优点，近年来发展很快。

5. 注射液

注射液是药物经提取、精制、配置等步骤而制成的灭菌溶液、无菌混悬液或供配置成液体的无菌粉末，可供皮下、肌内、静脉注射。

注射液具有剂量准确、药效迅速、不受消化系统影响的特点，对神志昏迷、难以口服用药的患者尤为适宜。

>> 固体剂型

1. 散剂

散剂是将药物粉碎，混合均匀制成的粉末状制剂。

散剂分内服和外用两类。内服散剂一般以温

开水冲服，外用一般用于外敷、掺散疮面或患病部位。

2. 丸剂

丸剂是将药材研成的细粉或药材提取物加入适宜的黏合剂制成的球形固体剂型。根据使用的黏合剂不同，可分为蜜丸、水丸、糊丸等。

丸剂与汤剂相比，吸收较慢，药效持久，节省药材，便于服用与携带。

3. 栓剂

栓剂是将药物细粉与基质混合制成的一定形状的固体制剂。用于腔道，通过融化或溶解而释放药物，有杀虫止痒、润滑、收敛等作用。

栓剂的特点是，通过黏膜吸收，有 50% ～ 70% 的药物不经肝脏而直接进入大循环，不仅能减少药物在肝脏中的"首过效应"❶，同时还能减少药物对肝脏的毒性，还可避免胃肠液对药物的影响及药物对胃黏膜的刺激作用。婴幼儿直肠给药尤为方便。

4. 颗粒剂

颗粒剂是将药材提取物加适量赋形剂或部分药物细粉制成的干燥颗粒状或块状制剂，用时

❶ 指某些药物经胃肠道给药，在尚未吸收进入血循环之前，在肠黏膜和肝脏被代谢，而使进入血循环的原形药量减少的现象，也称第一关卡效应。

以开水冲服。

颗粒剂具有作用迅速、体积较小、服用方便等特点，深受患者欢迎。

膏剂

膏剂是将药物用水或植物油煎熬去渣后加入一定基质制成的剂型，有内服和外用两种。

内服膏剂主要为煎膏，其特点是体积小、含量高、口味甜美、便于口服，有滋润补益作用。

外用膏剂分为软膏和硬膏。软膏具有一定黏稠性，外涂后渐渐软化或溶化，药物缓慢吸收，效力持久，适用于外科疮疡疖肿、烧烫伤等。硬膏又称膏药，用时加温，摊涂在布或纸上，软化后贴于患处或穴位上，可治疗局部和全身性疾病。

气雾剂

气雾剂是将药物与抛射剂一同封装于有特制阀门的耐压密闭容器内，使用时借抛射剂的压力将内容物呈雾状喷出的剂型。

气雾剂具有高效、速效、避免感染、减少给药部位疼痛、提高药物稳定性的特点，近年发展较快。

方剂配伍的作用

运用配伍方法遣药组方，一般来说，可以起到下述作用。

>> 增强药力

功用相近的药物配伍，能增强治疗作用，这种配伍方法在组方运用中较为普遍。如荆芥、防风同用以疏风解表，党参、黄芪同用以健脾益气等。

>> 产生协同作用

药物之间在某些方面具有一定的协同作用，常相互需求而增强某种疗效。如麻黄和桂枝相配，通过"开腠"和"解肌"协同，比单用麻黄或桂枝方剂的发汗力量明显增强；附子和干姜相配，大大提高温阳祛寒作用。

>> 控制多功用单味中药的发挥方向

这是在方剂配伍中十分重要的一个方面。如桂枝具有解表散寒、调和营卫、温经活血等多种功用，但其具体的功用发挥方向往往受复方中包括配伍环境在内的诸多因素所控制。如前所述，在发汗解表方面，多和麻黄相配；调和营卫、阴阳方面，又须与芍药相配；温经活血功用，常与丹皮、赤芍相配。由此可见，通过配伍，可以控制药物功用的发挥方向，从而减少临床运用方药的随意性。

中医药学在长期的发展过程中，经历代医家反复实践总结，产生了不少针对基础病机的基础方剂，如四君子汤、四物汤、二陈汤等。在临床上通过随证配伍，可以使这些基础方剂不断扩大治疗范围。

通过配伍控制毒副作用，主要反映在两方面。一是"相杀"和"相畏"关系的运用，即一种药物能减轻另一种药物的毒副作用；二是多味功用相近药物同时配伍的运用，既可利用相近功用药物的协同作用，又能有效减轻毒副作用的发生。根据同性毒力共振、异性毒力相制的原理，可以在保障治疗效果的基础上最大限度地控制和减轻毒副作用。如十枣汤中的甘遂、芫花、大戟，泻下逐水功用相近，在组成十枣汤时，以三味各等分为末，枣汤调服。三药合用总量相当于单味药的常用量。这样的配伍方法具有缓和或减轻毒副作用的效果。除了上述两个方面外，中医药学中还包含着丰富的方法和内容来控制毒副作用。如因时、因地、因人制宜，恰如其分的用量控制，特定的炮制方法，道地药材的选择，具体的煎药、服药方法以及恰当的剂型要求等。

方剂的煎煮是一个看似简单却又十分复杂的过程，由于药物及病情的差异，所采取的煎煮方法也不尽相同。煎煮方法是否得宜，对中药方剂疗效有很大的影响，历代医药学家对此颇为重视。

煎药用具

目前常用的煎药工具为盖砂锅或瓦罐，不宜使用铜、铁、锡等容器。这类煎具化学性质稳定，煎药时能受热均匀，煎出的药汁浓，质量高。此外，煎具的容量宜大不宜小，这样能促进汤药沸腾与有效成分的溶出，同时应注意，煎药时需加盖，防止煎煮时药液过快蒸发。

煎药用水

古人常用的煎药用水多为泉水、井水、河水、雨水、雪水等。现代的煎药方法中，除非处方有特殊要求，一般情况下，会以洁净为度，如自来水、井水或蒸馏水等。

煎药火候

火候有"文火"和"武火"之分，急火煎之谓"武火"，慢火煎之谓"文火"。一般的汤药煎煮，都是先"武"后"文"，即开始用武火，煎沸后改用文火。

煎药方法

一般需要将药物浸泡 30 分钟左右再进行煎煮。对于某些煎法比较特殊的药物，煎煮时需要特别注意。如介壳类、矿石类的药物，因质地坚实，应打碎先煎；气味芳香的药物，用其挥发油取效的，需后下；某些煎煮后药液浑浊及对消化道、咽喉等有不良刺激的药物，用包煎的方法；某些贵重药可以另炖或另煎，目的是为了保存其有效成分，避免与其他药物同煎时，有效成分被其他药物的药渣吸附；胶质、黏性大且易熔的药物，煎药时可以先行加温熔化（烊化），再将其加入去渣的药液中微煮或趁热拌匀后服；某些芳香或贵重药（如麝香、珍珠粉、羚羊粉等）、易熔的药（如芒硝）、不宜见火的药（如朱砂）、药汁（姜汁、竹沥）、散剂（如紫雪）等，需待汤剂临服时投入，搅匀后才可内服。

方剂的服用方法

中药一般服法是一天两次，每天早晚各服 1 次，或一天 3 次，分早、中、晚各服 1 次。但根据治疗需要，具体还可分下列几种。

饭前服

一般病位在下，应饭前服药，以使药性容易下达。治疗肠道疾病，也宜在饭前服药，使药物能直接和消化道黏膜接触，可以较快、较多地被吸收起效。

饭后服

病位在上，应在饭后服药。如治疗心肺胸膈、胃脘以上的病症，或对消化道有刺激作用的药，在饭后服用，可使药性上行。毒性较大的药，也宜在饭后服，避免吸收太快，导致中毒。

空腹服

凡滋补的汤药，宜早晨空腹服用，以利充分吸收。

睡前服

安眠镇静的药，宜睡前服用。

隔夜服

主要是指驱虫药，在睡前服一次后，第二天早晨空腹再服用一次，使肠道寄生虫更易被麻醉或杀死，以便排出体外。

冷服

一般是指解毒药、止吐药、清热药，均应冷服。冷服有两种含义：一个是指寒性药剂放凉后服，如治疗大热实证病症者；再是指热性药剂冷后服用，如治疗真寒假热病症。

温服

凡平和、补益的药，均宜温服，使其益气，增强补益的功能。

热服

凡伤风感冒、解表的药，宜趁热大口服下，以达到发汗目的；祛寒邪通血脉的药也如此。

顿服

是指药性峻烈的小剂量汤药，要一次服完。目的在于使药物在不伤正气的情况下，集中药力，发挥其最大效应，如通便、化瘀血等。

频服

凡咽喉病、呕吐病者，宜采用多次频服的方法，缓缓服下，能使汤药充分接触患部，较快见效。

总之，服中药的时间不管是在饭前或饭后服药，都应有半小时至1小时的间隔。

方剂的服用禁忌

中药服用也有很多饮食禁忌，常见的如下。

>> **胃肠有积滞**

饮食宜清淡，不能食用油腻、高蛋白、高脂肪的食物，同时不宜多吃以淀粉为主的食物。

>> **久病体虚**

在清淡易消化饮食前提下，适当喝些鸡汤或鱼汤，有利于体虚的康复。

>> **服药期间忌发物**

所谓"发物"，是指动风生痰、发毒助火助邪之品，容易诱发旧病，加重新病。

常见的发物有：

肉蛋类： 猪头肉、鸡肉、鸡蛋、牛肉、羊肉、狗肉、鹅肉、鹅蛋、鸭蛋等。

鱼虾类： 鲤鱼、鲢鱼、黄鱼、带鱼、黄鳝、蚌肉、虾、蟹等。

蔬菜类： 香椿、芥菜、菠菜、豆芽、莴苣、茄子、茭白、韭菜、南瓜、蘑菇等。

水果类： 杏子、李子、桃子、银杏、芒果、杨梅、樱桃、荔枝、甜瓜等。

调味类：葱、椒、姜、蒜等辛辣刺激性调味食品。

其他类：菜油、糟、酒酿、白酒、豌豆、黄大豆、豆腐、豆腐乳、蚕蛹等。

医师提示

人的体质多样，服药期间应遵医嘱。另外，体质孱弱和久病宿疾者，尤其要注意以上禁忌。

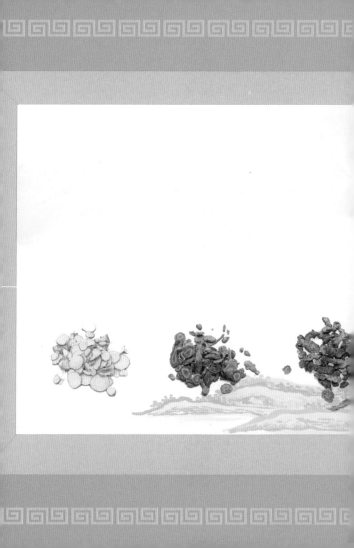

第二章

中医方剂详解

第一节 解表剂

凡以解表药为主组成，具有发汗、解肌等作用，治疗表证的方剂，统称为解表剂。

解表剂不宜久煎，以免影响疗效。

辛温解表剂

麻黄汤
—— 出自《伤寒论》

【组成】

麻黄9克，桂枝、杏仁各6克，甘草3克。

麻黄　　桂枝　　杏仁　　甘草

【用法】

水煎服，温覆取微汗❶。

---

❶盖被子，使之微微出汗。

【功效】

发汗解表,宣肺平喘。

【主治】

外感风寒表实证。恶寒发热,头身疼痛,无汗而喘,舌苔薄白,脉浮紧。

【方解】

本方是辛温解表的代表方剂,是治疗伤寒表实无汗证的主方。

麻黄味苦辛性温,有发汗解表、宣肺平喘之功,为君药;桂枝温经散寒、解肌发表,助麻黄发汗而散风寒,为臣药;佐杏仁降利肺气,与麻黄相伍一宣一降,可助麻黄宣肺平喘;使以甘草缓中,制约麻黄、桂枝发汗过猛。

配伍特点:麻桂相须,开腠畅营;麻杏相使,宣降相宜。

注意:本方发汗作用较强,对于表虚有汗者、新产妇人、失血患者等均不宜用。

【附方】

三拗汤(《太平惠民和剂局方》)
配方:麻黄汤去桂枝。

功效：解表宣肺，止咳平喘。

主治：外感风寒，肺气不宣证。鼻塞声重，或伤风冷，咳喘痰多，胸满气短，四肢倦怠。

华盖散（《博济方》）

配方：麻黄汤去桂枝，加紫苏子、陈皮、桑白皮、赤茯苓。

功效：宣肺解表，止咳祛痰。

主治：风寒袭肺证。咳嗽气喘，吐痰不爽，胸膈烦满，鼻塞声重，头昏胀痛。

大青龙汤（《伤寒论》）

配方：麻黄汤加石膏、生姜、大枣。

功效：发汗解表，兼清里热。

主治：外感风寒，里兼蕴热证。恶寒发热，无汗，头身疼痛，烦躁。

桂枝汤

——出自《伤寒论》

【组成】

桂枝、芍药、生姜各9克，炙甘草、大枣各6克。

桂枝　　白芍　　生姜　　炙甘草　　大枣

【用法】

水煎服，温服取微汗。

【功效】

解肌发表，调和营卫。

【主治】

外感风寒表虚证。头痛发热，汗出恶风，鼻鸣干呕，苔白不渴，脉浮缓或浮弱。

【方解】

本方是一首解肌发表和胃剂，外能散表邪，

31

调营卫；内能和脾胃，通痹阻，是治疗伤风有汗表虚证的要方。

桂枝辛温，解肌发表，散风寒，为君药。芍药酸微寒，益阴敛营，为臣药。二药合用，一治卫强，一治营弱，散中有敛，汗中寓补，以调和营卫。生姜辛温，既助桂枝解肌，又和胃止呕；大枣，益气补中滋脾，姜、枣相合，和胃补中，调和营卫，并为佐药。炙甘草调和药性，为使药。药后饮热稀粥可温养中焦，使之易为酿汗，外邪速去。

配伍特点：桂芍相合，可使发汗而不致耗伤营血，止汗而不致留邪，一开一阖，使表解里和，而有相反相成之效。

注意：以下情况禁用本方。表实无汗者或外感温邪者；内有湿热，午后身热者；阳热素盛或里已化热，或阴虚阳亢体质；本方辛温助热，易于伤阴动血，故凡血证及肺痨吐血者谨慎使用。

【附方】

桂枝加葛根汤（《伤寒论》）

配方：桂枝汤加葛根。

功效：解肌发表，升津舒筋。

主治：风寒客于太阳经输，营卫不和证。症见桂枝汤证兼项背强而不舒者。

九味羌活汤

——出自《此事难知》

歌诀
九味羌活用防风，
细辛苍芷与川芎，
黄芩生地同甘草，
分经论治宜变通。

【组成】

羌活、防风、苍术各9克，细辛3克，川芎、白芷、生地黄、黄芩、甘草各6克。

羌活　　防风　　苍术　　细辛　　川芎　　白芷　　生地黄

黄芩　　甘草

【用法】

水煎服。若急汗，热服，以羹粥投之；若缓汗，温服之，而不用汤投之。

【功效】

发汗祛湿，兼清里热。

【主治】

外感风寒湿邪，兼有里热证者。恶寒发热，肌表无汗，头痛项强，肢体酸楚疼痛，口苦微渴，舌苔白或微黄，脉浮或浮紧。

【方解】

羌活辛苦温，入太阳经，解表寒，祛风湿，利关节，止痹痛，故为君药。防风长于祛风除湿，散寒止痛，为风药中之润剂；苍术辛苦温燥，可以发汗除湿；防风、苍术两药相合，协助羌活散寒除湿止痛，为臣药。细辛性甚走窜，有搜剔筋骨之力；白芷、川芎活血行气、祛风止痛；三者合用以散寒祛风宣痹，止头身之疼痛，共为佐药。生地黄、黄芩清泄里热，其中生地黄养阴生津凉血，二者合用防止诸药辛温燥烈而助热伤津，为佐药。甘草调和诸药而为使药。

配伍特点：升散药与清热药结合使用；体现了分经论治的基本结构。

注意：治口苦多用黄连，是因口苦多因胃火所致，本方中用黄芩是由于本方所治病症皆属上焦，故如此。

小青龙汤
——出自《伤寒论》

【组成】

麻黄、芍药、干姜、甘草、桂枝、半夏、五味子各 9 克，细辛 3 克。

麻黄　芍药　干姜　甘草　桂枝　半夏　五味子　细辛

【用法】

水煎温服，麻黄先煮。

【功效】

解表散寒，温肺化饮。

【主治】

外感风寒，水饮内停证。恶寒发热，无汗，头身疼痛，咳喘，痰涎清稀而量多，胸痞，或干呕，或痰饮喘咳，不得平卧，或身体疼痛，头面四肢浮肿，舌苔白滑，脉浮。

【方解】

方中麻黄、桂枝为君,发汗解表,宣肺行水。干姜、细辛为臣,温肺化软,兼助麻黄、桂枝解表散寒。佐以五味子敛肺止咳,白芍敛阴养血,二药既可制约诸药辛散太过之性,又可防止温燥伤津。半夏燥湿化痰,和胃降逆,亦为佐药。炙甘草既可益气和中,又能调和诸药,为佐使之药。诸药配伍,使风寒解,水饮去,宣降复,则诸症自平。

配伍特点:散中有收,开中有合,以辛散温化为主。

辛凉解表剂

银翘散
——出自《温病条辨》

【组成】

银花30克,连翘30克,桔梗18克,薄荷

18克，淡竹叶12克，生甘草15克，荆芥穗12克，牛蒡子18克，淡豆豉15克。

银花　连翘　桔梗　薄荷　淡竹叶　生甘草　荆芥穗

牛蒡子　淡豆豉

【用法】

共杵为散，每服六钱（18克），芦根汤煎，香气大出，即取服，勿过煮。

【功效】

辛凉透表，清热解毒。

【主治】

温病初起，邪犯肺卫证。发热，微恶风寒，无汗或有汗不畅，头痛口渴，咳嗽咽痛，舌尖红，苔薄白或薄黄，脉浮数。

【方解】

方中银花、连翘气味芳香，既能疏散风热，清热解毒，又可辟秽化浊，在透散卫分表邪的同时，兼顾了温热病邪易蕴结成毒及多夹秽浊之气的特点，故重用为君药。薄荷、牛蒡子辛凉，疏散风热，清利头目，且可解毒利咽；荆芥穗、淡豆豉辛而微温，解表散邪，此二者虽属辛温，但辛而不烈，温而不燥，配入辛凉解表方中，增强辛散透表之力，是为去性取用之法；以上四药俱为臣药。芦根、淡竹叶清热生津，桔梗开宣肺气而止咳利咽，同为佐药。甘草既可调和药性，护胃安中，又合桔梗利咽止咳，是属佐使之用。

配伍特点：辛凉之中配伍少量辛温之品，既有利于透邪，又不悖辛凉之旨；疏散风邪与清热解毒相配，具有外散风热、内清热毒之功，构成疏清兼顾，以疏为主之剂，为治邪在卫分的主方。

注意：凡外感风寒及湿热病初起者禁用。因方中药物多为芳香轻宣之品，不宜久煎。

【 同类常用中成药 】

羚翘解毒丸

成分：银翘散去芦根加羚羊角。

性状：黑褐色的大蜜丸；气微，味苦、微甜。

功能主治：疏风清热，解毒。用于风热感冒，恶寒发热，头晕目眩，咳嗽，咽痛。

用法用量：口服。一次1丸，一日2～3次。

麻黄杏仁甘草石膏汤
——出自《伤寒论》

【组成】

麻黄9克，杏仁9克，石膏18克，炙甘草6克。

麻黄　　杏仁　　石膏　　炙甘草

【用法】

上四味，以水七升，煮麻黄，减二升，去上沫，内诸药，煮取二升，去滓。温服一升。

【功效】

辛凉疏表，清肺平喘。

【主治】

外感风邪，热邪壅肺证。发热，咳喘，口渴，舌苔薄白或黄，脉浮而数。

麻黄辛苦而温，解表宣肺，以散邪平喘；石膏辛甘大寒，清泄肺热以生津止渴；二药合用，一温一寒，清宣并用，因石膏用量倍于麻黄，故宣肺而不助热，清肺而不凉渴，共成辛凉宣泄之功而为君药。杏仁降肺气、平喘咳，与麻黄相配，宣降肺气、止咳平喘之功尤著，是为臣药。炙甘草既能益气和中，又与石膏合而生津止渴，更能调和于寒温宣降之间，是为佐使药。综观药虽四味，配伍严谨，用量亦经斟酌，尤其治肺热而用麻黄配石膏，是深得配伍变通灵活之妙，所以清泄肺热，疗效可靠。

配伍特点：麻黄开宣肺气以平喘、开腠解表以散邪，石膏清泄肺热以生津、辛散解肌以透邪。二药一辛温、一辛寒；一以宣肺为主，一以清肺为主，且都能透邪于外，合用相反之中寓有相辅之意。四药合用，解表与清肺并用，以清为主；宣肺与降气结合，以宣散肺热为主。

注意：本方为"辛凉平剂"，适用于温病初起。风寒咳喘，痰热壅盛者，不宜使用。

【同类常用中成药】

急支糖浆

成分：麻黄、鱼腥草、金荞麦、四季青、紫菀、前胡、枳壳、甘草。

性状：棕黑色的黏稠液体；味甜、微苦。

功能主治：清热化痰，宣肺止咳。用于外感风热所致的咳嗽，症见发热、恶寒、胸膈满闷、咳嗽咽痛；急性支气管炎、慢性支气管炎急性发作见上述证候者。

用法用量：口服。一次 20～30 毫升，一日 3～4 次；儿童 1 岁以内一次 5 毫升，1～3 岁一次 7 毫升，3～7 岁一次 10 毫升，7 岁以上一次 15 毫升，一日 3～4 次。

桑菊饮

——出自《温病条辨》

歌诀

桑菊杏仁桔梗翘，
芦根甘草薄荷饶，
疏风清热轻宣剂，
风温咳嗽服之消。

【组成】

桑叶 7.5 克，菊花 3 克，连翘 5 克，杏仁 6 克，薄荷 2.5 克，桔梗 6 克，芦根 6 克，甘草 2.5 克。

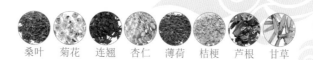

桑叶　菊花　连翘　杏仁　薄荷　桔梗　芦根　甘草

【用法】

水二杯，煮取一杯，日二服。

【功效】

疏风清热，宣肺止咳。

【主治】

风温初起，邪克肺络证。咳嗽，身热不甚，口微渴，脉浮数。

【方解】

方中桑叶、菊花甘凉轻清，疏散上焦风热；且桑叶善走肺络，清泻肺热，为君药。薄荷助桑、菊疏散上焦之风热；杏仁、桔梗宣肺止咳，三味俱为臣药。连翘苦寒清热解毒；芦根甘寒清热生津止渴，共为佐药。甘草调和诸药，且有疏风清热、宣肺止咳作用，为使药。

配伍特点：杏仁和桔梗二药相须为用，一以轻清宣散之品，疏散风热以清头目；一以苦辛宣降之品，理气肃肺以止咳嗽。一宣一降，以复肺脏宣降功能而止咳，是宣降肺气之常用组合。

注意：风寒感冒，不宜使用。因方中药物均为轻清之品，故不宜久煎。

【同类常用中成药】

桑菊感冒片

成分： 桑叶，菊花，连翘，薄荷脑素油，苦杏仁，桔梗，甘草，芦根。

性状： 本品为浅棕色至棕褐色的片；或为糖衣片或薄膜衣片，除去包衣后显浅棕色至棕褐色；气微香，味微苦。

功能主治： 疏散风热，宣肺止咳。用于风热感冒初起，头痛，咳嗽，口干，咽痛。

用法用量： 口服，一次4～8片，一日2～3次。

扶正解表剂

败毒散

——出自《太平惠民和剂局方》

歌诀

人参败毒茯苓草，
枳桔柴前羌独芎，
薄荷少许姜三片，
时行感冒有奇功。

【组成】

柴胡、前胡、川芎、枳壳、羌活、独活、茯苓、

43

桔梗、人参、甘草各 9 克。

柴胡　　前胡　　川芎　　枳壳　　羌活　　独活　　茯苓

桔梗　　人参　　甘草

【用法】

上为粗末，每服 6 克，入生姜、薄荷煎。不拘时服，寒多则热服，热多则温服。

【功效】

散寒祛湿，益气解表。

【主治】

气虚外感风寒湿证。恶寒发热，头项强痛，肢体酸痛，无汗，鼻塞声重，咳嗽有痰，胸膈痞满，舌淡苔白，脉浮而按之无力。

【方解】

方中羌活、独活发散风寒，除湿止痛，善祛上、下部之风寒湿邪，二药合用，通治一身风寒湿邪，共为君药。川芎行气活血祛风，柴胡解肌透邪行气，二药助君药解表逐邪，行气活血，加强宣痹止痛之力，俱为臣药。桔梗宣肺利膈；枳壳理气宽中，二药相配，一升一降，畅通气机；前胡化痰止咳；茯苓渗湿消痰，皆为佐药。生姜、薄荷为引，以助解表之力；甘草调和药性，兼以益气和中，共为佐使。人参亦属佐药，益气扶正，一助正气鼓邪外出，并防邪复入；二令全方散中有补，不伤真元。综观全方，邪正兼顾，祛邪为主，扶正药得祛邪药则补不滞邪，无闭门留寇之弊；祛邪药得扶正药则解表不伤正，相辅相成。

配伍特点： 全辛温以解表，辅宣肃以止咳，佐益气以祛邪。

注意： 本方多辛温香燥之品，若是暑温、湿热蒸迫肠中而成痢疾者，忌用。若非外感风寒湿邪，寒热无汗者，亦不宜服。

【附方】

参苏饮 （《太平惠民和剂局方》）

配方： 败毒散去羌活、独活、川芎、柴胡，加紫苏叶、葛根、半夏、陈皮、木香。

主治： 益气解表，理气化痰。

功效： 气虚外感风寒，内有痰湿证。恶寒发热，无汗，头痛鼻塞，咳嗽痰白，胸脘满闷，倦怠无力，气短懒言，舌苔白，脉弱。

第二节 泻下剂

凡以泻下药为主组成,具有通便、泻热、攻积、逐水等作用,治疗里实证的方剂,统称为泻下剂。

对年老体弱、孕妇、产妇及病后体虚者,均应慎用或禁用。

寒下剂

大承气汤
——出自《伤寒论》

歌诀

大承气汤用硝黄
配伍枳朴泻力强,
阳明腑实真阴灼,
峻下热结宜此方。

【组成】

大黄12克,厚朴24克,枳实12克,芒硝9克。

大黄　　厚朴　　枳实　　芒硝

【用法】

水煎服,先煎厚朴、枳实,后下大黄,芒硝溶服。

【功效】

峻下热结。

【主治】

阳明腑实证：大便秘结，脘腹痞满，腹痛拒按，按之则硬，甚或日晡❶潮热，谵语，舌红，苔黄而干，脉沉实；热结旁流证：下利清谷，色纯青，其气臭秽，脐腹疼痛，按之坚硬有块，口舌干燥，脉滑实；里热实证之热厥、痉病或发狂等。

【方解】

方中大黄泻热通便，荡涤肠胃，为君药。芒硝助大黄泻热通便，并能软坚润燥，为臣药，二药相须为用，峻下热结之力甚强。积滞内阻，则腑气不通，故以厚朴、枳实行气散结，消痞除满，并助芒硝、大黄推荡积滞以加速热结之排泄，共为佐药。四药合用，共奏峻下热结之功。

配伍特点：芒硝、大黄配合，相须为用，泻下热结之功益峻。合用即能消痞除满，又使胃肠气机通降下行，以泻下通便。

---

❶ 下午3点到5点。

注意：本方为泻下峻剂，凡气虚阴亏、燥结不甚，以及年老、体弱等应慎用；孕妇忌用；注意中病即止，以免损耗正气。

【附方】

小承气汤（《伤寒论》）

配方：大黄12克，厚朴6克，枳实9克。

功效：轻下热结。

主治：阳明腑实轻证。谵语潮热，大便秘结，胸腹痞满，舌苔老黄，脉滑。

温下剂

大黄附子汤

——出自《金匮要略》

歌诀

大黄附子细辛汤，
寒积腹痛便秘方，
冷积内结成实证，
功专温下妙非常。

【组成】

大黄9克，附子12克，细辛3克。

大黄　　附子　　细辛

【用法】

水煎服。

【功效】

温里散寒，通便止痛。

【主治】

寒积里实证。腹痛便秘，手足不温，舌苔白腻，脉弦紧。

【方解】

重用辛热之附子，温里散寒，止腹胁疼痛；以苦寒泻下之大黄，泻下通便，荡涤积滞，共为君药。细辛辛温宣通，散寒止痛，助附子温里散寒，是为臣药。大黄性味虽属苦寒，但配伍附子、细辛之辛散大热之品，则寒性被制而泻下之功犹存，为去性取用之法。三味协力，而成温散寒凝、苦辛通降之剂，合成温下之功。

配伍特点：附子与细辛相配是仲景方中治疗寒邪伏于阴分的常用组合，与苦寒泻下之大黄同用，重在制约大黄寒性，以温下寒积，意在温阳通便。一药之异，即变助阳解表而为温下之法，且方中附子用至12克，远比麻黄细辛附子汤为大，此中轻重，大有深意。

注意：使用时大黄用量一般不超过附子。热结便秘者禁用。

温脾汤
——出自《备急千金要方》

【组成】

大黄12克，附子9克，干姜、人参、甘草各6克。

大黄　　附子　　干姜　　人参　　甘草

【用法】

水煎，大黄后下，分三服。

【功效】

攻下寒积，温补脾阳。

【主治】

阳虚寒积证。便秘，腹痛喜温，手足不温，舌淡苔白，脉沉弦而迟。

【方解】

方中附子配大黄为君，用附子之大辛大热温壮脾阳，解散寒凝，配大黄泻已成之冷积。干姜温中助阳，助附子温中散寒，为臣药。人参益气养血，使下不伤正，为佐。甘草既助人参益气，又可调和诸药，为使。诸药协力，使寒邪去，积滞行，脾阳复。

配伍特点：由温补脾阳药配伍寒下攻积药组成，温通、泻下与补益三法兼备，寓温补于攻下之中，具有温阳以祛寒、攻下不伤正的特点。

注意：本方与大黄附子汤同属温下剂，都能主治寒积便秘。本方是由脾阳不足，中气虚寒，而致冷积内停，证属虚中夹实，故方中配以干姜、人参、甘草以顾护中阳；大黄附子汤为寒积里实证，证实无虚，故配细辛辛温宣通，助附子散寒止痛。

麻子仁丸（又名脾约丸）

——出自《伤寒论》

【组成】

麻子仁、大黄各 500 克，芍药、枳实、厚朴、杏仁各 250 克。

麻子仁　　大黄　　芍药　　枳实　　厚朴　　杏仁

【用法】

上药为末，炼蜜为丸，每次 9g，每日 1 ～ 2 次，温开水送服。亦可水煎服，用量按原方比例酌定。

【功效】

润肠泄热，行气通便。

【主治】

　　脾约证。大便干结，小便频数，腹微满，口干欲饮，舌苔微黄，脉数。

【方解】

　　方中麻子仁性味甘平，质润多脂，润肠通便，是为君药。杏仁上肃肺气，下润大肠；白芍养血敛阴，缓急止痛，为臣药。大黄、枳实、厚朴即小承气汤，以轻下热结、除胃肠燥热为佐。蜂蜜甘缓，既助麻子仁润肠通便，又可缓和小承气汤攻下之力，以为佐使。

　　配伍特点：本方增加了质润的麻仁、杏仁、芍药、蜂蜜等，一则益阴增液以润肠通便，使腑气通，津液行；二则甘润减缓小承气攻下之力。本方具有下不伤正、润而不腻、攻润相合的特点，以达润肠、通便、缓下之功，使燥热去，阴液复，而大便自调。

　　注意：本方虽为润肠缓下之剂，但含有攻下破滞之品，津亏血少者，不宜常服，孕妇慎用。

【附方】

五仁丸（《世医得效方》）

配方：桃仁、杏仁、松子仁、柏子仁、郁李仁、陈皮。

功效：润肠通便。

主治：津枯肠燥证。大便艰难，舌燥少津，脉细涩，以及老年便秘、产后血虚便秘。

济川煎

——出自《景岳全书》

歌诀

济川归膝肉苁蓉，
泽泻升麻枳壳从，
肾虚津亏肠中燥，
温润通便法堪宗。

【组成】

当归9～15克，牛膝6克，肉苁蓉6～9克，泽泻4.5克，升麻1.5～3克，枳壳3克。

当归　牛膝　肉苁蓉　泽泻　升麻　枳壳

【用法】

水煎，食前服。

【功效】

温肾益精，润肠通便。

【主治】

肾精亏损，肠道失润证。大便秘结，小便清长，腰膝酸软，头目眩晕，舌淡苔白，脉沉迟。

【方解】

肉苁蓉温肾益精，润肠通便，为君药。当归补血活血，润肠通便；牛膝性善下行，功能补肝肾、强腰膝，二药资君药补肾润肠以通便，为臣药。枳壳下气宽肠；泽泻淡渗利湿；升麻升发清阳，清阳升则浊阴自降，相反相成，以助通便之效，俱为佐药。诸药合用，使肾阳充足，气化复常，津布肠润而便秘得解。

配伍特点：温肾通便，标本同治，治本为主；寓通于补，寄降于升。

【同类常用中成药】

苁蓉通便口服液

成分：肉苁蓉、何首乌、枳实（麸炒）、蜂蜜。

性状：深棕色液体；味甜、微苦涩。

功能主治：润肠通便。用于老年便秘，产后便秘。

用法用量：口服，一次 1～2 支（10～20 毫升），一日 1 次，睡前或清晨服用。

逐水剂

十枣汤

——出自《伤寒论》

【组成】

芫花、大戟、甘遂各 1.5 克，大枣 10 枚。

芫花　大戟　甘遂　大枣

【用法】

上各为散。以水一升半，先煮大枣肥者十枚，取八合，去滓，纳药末。强人服 2 克，羸人服 1 克，温服之，平旦服。若下少病不除者，明日更服，加 1 克，得快下利后，糜粥自养。

【功效】

攻逐水饮。

【主治】

①悬饮。咳唾胸胁引痛，心下痞硬，干呕短气，头痛目眩，胸背掣痛不得息，舌苔白滑，脉沉弦。

②水肿。一身悉肿，尤以身半以下肿甚，腹胀喘满，二便不利。

【方解】

甘遂善行经隧水湿，是为君药。大戟善泄脏腑水湿，芫花善消胸胁伏饮痰癖，均为臣药。三药各有专攻，合而用之，相辅相成，逐水之力颇著。用大枣10枚煎汤送服，一则取其甘缓之性，既缓其烈性，又制其毒性；二则益气护胃，使下不伤正；三则培土制水，邪正兼顾。寓有深意，故以"十枣"名之。

配伍特点：三药峻猛有毒，易伤正气，故以大枣十枚为佐，煎汤送服，寓意有三：缓和诸药毒性；益气护胃，减少药后反应；培土制水，邪正兼顾。

注意：本方作用峻猛，宜于邪实而正不虚者，且只可暂用，不宜久服；三药皆有毒，用法当遵古训；年老体弱者慎用，孕妇忌服。

第三节 和解剂

凡具有和解少阳、调和肝脾、调和寒热等作用，治疗伤寒邪在少阳、肝脾不和、肠胃寒热的方剂，统称为和解剂。

和解少阳剂

小柴胡汤

——出自《伤寒论》

【组成】

柴胡24克，黄芩9克，半夏9克，人参9克，炙甘草9克，生姜9克，大枣4枚。

   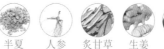

柴胡　黄芩　半夏　人参　炙甘草　生姜　大枣

【用法】

水煎，温服，日三服。

【功效】

和解少阳。

【主治】

①伤寒少阳证。往来寒热，胸胁苦满，默默不欲饮食，心烦喜呕，口苦，咽干，目眩，舌苔薄白，脉弦。

②妇人中风、热入血室。经水适断，寒热发作有时。

③疟疾、黄疸等病而见少阳证者。

【方解】

方中重用柴胡轻清升散，既能透达少阳半表之邪，又能疏畅气机之郁，为君药。黄芩清泄少阳半里之热，为臣药。柴胡、黄芩相配，一透一清，一为半表而用，一为半里而设，为和解少阳的基本结构。半夏、生姜和胃降逆，生姜尚助柴胡透邪，并制半夏之毒；人参、大枣益气健脾，以扶正祛邪，并防邪再传，共为佐药。炙甘草助人参、大枣扶助正气，并能调和诸药，为佐使药。诸药合用，邪气得除，枢机得利，胃气调和，则诸症自解。

配伍特点：柴胡苦平升散，黄芩降泄，二者配伍，为和解少阳的基本结构。和解少阳为主，兼补胃气；以祛邪为主，兼补正气。邪气得解，胃气调和。

> **注意**：因柴胡升散，黄芩、半夏性燥，故阴虚血少者忌用。小柴胡汤适用于少阳病半表半里之证，所主之证一禁发汗，二禁泻下，三禁催吐，故又叫"三禁汤"。

【同类常用中成药】

小柴胡颗粒

成分：小柴胡汤改人参为党参。

性状：黄色至棕褐色的颗粒；味甜。或为棕黄色的颗粒；味淡、微辛。

功能主治：解表散热，疏肝和胃。外感病，邪犯少阳证，症见寒热往来、胸胁苦满、食欲不振、心烦喜呕、口苦咽干。

用法用量：开水冲服。一次1～2袋，一日3次。

调和肝脾剂

歌诀

逍遥散用当归芍，
柴苓术草姜薄荷，
两胁作痛饮食少，
疏肝养血治脾弱。

逍遥散

——出自《太平惠民和剂局方》

【组成】

甘草 15 克，当归、茯苓、芍药、白术、柴胡各 30 克。

甘草　　当归　　茯苓　　芍药　　白术　　柴胡

【用法】

上为粗末，每服 6～9 克，煨姜、薄荷少许，共煎汤温服，日服 3 次。

【功效】

疏肝解郁，养血健脾。

【主治】

肝郁血虚脾弱证。两胁作痛，头痛目眩，

口燥咽干，神疲食少，或月经不调、乳房胀痛，脉弦而虚。

【方解】

方中以柴胡疏肝解郁，使肝气得以条达，为君药。当归甘辛苦温，养血和血；白芍酸苦微寒，养血敛阴，柔肝缓急，共为臣药。白术、茯苓健脾去湿，使运化有权，气血有源；甘草益气补中，缓肝之急，共为佐药。用法中加入薄荷少许，疏散郁遏之气，透达肝经郁热；煨姜温胃和中，亦为佐药。甘草兼调和药性，为使药。

配伍特点：补肝体而助肝用，肝郁得疏，血虚得养，脾弱得复，气血兼顾，体用并调，肝脾同治。

注意：不属于肝郁血虚者，见有烦躁盗汗、失眠、多梦、五心烦热、口燥咽干、欲饮等症状表现的不宜服用。

【附方】

黑逍遥散（《医略六书》）
配方：逍遥散加地黄。
功效：疏肝解郁，健脾养血。
主治：肝脾血虚证。临经腹痛，脉弦虚。

【同类常用中成药】

加味逍遥丸

成分： 逍遥散去煨姜，加牡丹皮、栀子。

性状： 黄棕色水丸；味甜。

功能主治： 舒肝清热，健脾养血。用于肝郁血虚，肝脾不和，两胁胀痛，头晕目眩，倦怠食少，月经不调，脐腹胀痛。

用法用量： 口服。一次 6 克，一日 2 次。

歌诀

四逆散里有柴胡，
芍药枳实甘草须，
此是阳郁成厥逆，
疏肝理脾奏效速。

四逆散

——出自《伤寒论》

【组成】

柴胡 6 克，炙甘草 6 克，枳实 6 克，芍药 6 克。

柴胡　炙甘草　枳实　芍药

【用法】

水煎服。

【功效】

　　疏肝解郁，行气理脾。

【主治】

　　肝脾气郁证：胁肋胀满，脘腹疼痛，或手足不温，脉弦；阳郁厥逆证：手足不温，或腹痛，或泻利下重，脉弦。

【方解】

　　方中取柴胡入肝胆经，疏肝解郁，兼可升阳，为君药。枳实入脾胃经，理脾行气，以降气为长，为臣药。君臣相合，一升一降，既增行气之功，又肝脾共调。佐白芍益阴养血，柔肝缓急，与柴胡相伍，为调肝的常用药组。炙甘草健脾，并调和诸药，与白芍相配，是缓急止痛的常用药对，为佐使之用。

　　配伍特点：枳实与柴胡配伍，一升一降，加强舒畅气机之功，共奏升清降浊之效。原方用白饮（米汤）和服，亦取中气和则阴阳之气自相顺接之意。

　　注意：孕妇慎用。

【附方】

柴胡疏肝散（《医学统旨》）

配方：四逆散去枳实，加陈皮、川芎、香附、枳壳。

功效：疏肝行气，活血止痛。

主治：肝气郁滞证。胁肋疼痛，胸闷喜太息，情志抑郁易怒，或嗳气，脘腹胀满，脉弦。

调和寒热剂

半夏泻心汤

——出自《伤寒论》

歌诀
半夏泻心黄连芩，
姜枣甘草与人参，
心下痞满或呕吐，
法在降阳而和阴。

【组成】

半夏 12 克，黄芩、干姜、人参各 9 克，黄连 3 克，大枣 4 枚，甘草 9 克。

半夏　黄芩　干姜　人参　黄连　大枣　甘草

【用法】

水煎，温服，日三服。

【功效】

寒热平调，消痞散结。

【主治】

寒热互结之痞证。心下痞，但满而不痛，或呕吐，肠鸣下利，舌苔腻而微黄。

【方解】

方中半夏散结消痞、降逆止呕，故为君药。干姜温中散邪；黄芩、黄连苦寒，邪热消痞，故为臣药；人参、大枣甘温益气，补脾气，为佐药；甘草调和诸药，为使药。

配伍特点：寒热互用以和其阴阳，辛苦并进以调其升降，补泻兼施以顾其虚实。

注意：本方主治虚实互结证。若因气滞或食积所致的心下痞满，不宜使用。

第四节 清热剂

凡以清热药为主,具有清热、泻火、凉血、解毒及清虚热等作用,主治里热证的方剂,统称为清热剂。

清热剂药性多寒凉且易伤阳败胃,故脾胃素弱者宜配伍健脾和胃之品以顾护脾胃。

清气分热剂

白虎汤

——出自《伤寒论》

歌诀
白虎石膏知甘粳,
气分大热此方清,
热渴汗出脉洪大,
加入人参气津生。

【组成】

石膏50克,知母18克,炙甘草6克,粳米9克。

石膏

知母

炙甘草

粳米

【用法】

上四味，以水十升，煮米熟汤成，去滓，温服一升，日三服。

【功效】

清热生津。

【主治】

气分热盛证。壮热面赤，烦渴喜冷饮，汗出恶热，脉洪大有力。

【方解】

方中石膏辛甘大寒，入肺胃二经，功善清解，透热出表，以除阳明气分之热，为君药。知母苦寒质润，寒可助石膏清肺胃热，质润能滋阴润燥，为臣药。佐以粳米、炙甘草益胃生津，亦可防大寒伤中。炙甘草兼调和诸药，为使药。

配伍特点：石膏、知母相须为用，可增强清热生津之功。

注意：表证未解的无汗发热，口不渴者；脉浮细或沉者；血虚发热，脉洪不胜重按者；真寒假热的阴盛格阳者不可误用。

【附方】

白虎加人参汤（《伤寒论》）

配方：白虎汤加人参。

功效：清热、益气、生津。

主治：气分热盛，气阴两伤证。汗、吐、下后，里热炽盛而见四大症者；或白虎汤证见有背微恶寒，或饮不解渴，或脉浮大而芤者；以及暑热病见有身大热属气津两伤者。

竹叶石膏汤

——出自《伤寒论》

歌诀

竹叶石膏汤人参，
麦冬半夏甘草临，
更加粳米同煎服，
清热益气养阴津。

【组成】

竹叶 6 克，石膏 50 克，半夏 9 克，麦冬 20 克，人参 6 克，炙甘草 6 克，粳米 10 克。

竹叶　石膏　半夏　麦冬　人参　炙甘草　粳米

【用法】

水煎温服，日三服。

【功效】

清热生津，益气和胃。

【主治】

伤寒、温病、暑病之余热未清，气津两伤证。身热多汗，心胸烦闷，口干喜饮，干呕，舌红苔少，脉虚数。

【方解】

方用石膏清透气分余热，为君药。人参、麦冬补气养阴，为臣药。佐以半夏和胃降逆，其性虽温，但配入清热生津药中，则温燥之性去而降逆之用存；竹叶资石膏清气之力，兼清心除烦，生津利尿；粳米、炙甘草益肺安胃，补虚生津，共为佐药。甘草兼调药性，为使药。本方由白虎汤衍化而来，正如《医宗金鉴》所谓："以大寒之剂，易为清补之方。"

配伍特点：清补并行，邪正兼顾，清而不寒，补而不滞。

注意：本方清凉质润，内有痰湿、湿热或热邪偏盛等者均应慎用。

清营凉血剂

清营汤

——出自《温病条辨》

歌诀

清营汤是鞠通方，
热入心包营血伤，
犀角丹玄连地麦，
银翘竹叶服之康。

【组成】

犀角（现用水牛角代）30克，生地黄15克，玄参9克，竹叶心3克，麦冬9克，丹参6克，黄连5克，银花9克，连翘6克。

犀角　　生地黄　　玄参　　竹叶心　　麦冬　　丹参　　黄连

银花　　连翘

【用法】

水煎服，水牛角镑片先煎，后下余药。

【功效】

清营解毒，透热养阴。

71

热入营分证。身热夜甚，神烦少寐，时有谵语，口渴或不渴，斑疹隐隐，脉细数，舌绛而干。

【方解】

方中犀角（现用水牛角代）清解营分之热毒，故为君药。生地黄凉血滋阴，麦冬清热养阴生津，玄参滋阴降火解毒，三药共用，既清热养阴，又助清营凉血解毒，共为臣药。温邪初入营分，故用银花、连翘、竹叶清热解毒，促使营分之邪外达，此即"透热转气"的应用；黄连清心解毒，丹参清热凉血、活血散瘀，可防热与血结，以上五味药为佐药。

配伍特点：以清营解毒为主，配以养阴生津和"透热转气"，使入营之邪透出气分而解。

注意：使用本方应注意舌诊。苔白滑，湿重者不可用。

犀角地黄汤

——出自《外台秘要》

【组成】

犀角（现用水牛角代）30 克，生地黄 24 克，芍药 9 克，牡丹皮 12 克。

犀角　　　生地黄　　　芍药　　　牡丹皮

【用法】

水煎服，水牛角镑片先煎，余药后下。

【功效】

清热解毒，凉血散瘀。

【主治】

热入血分证。身热谵语，斑色紫黑，或吐血、衄血、便血、尿血等，舌红绛或舌绛起刺，脉细数；或喜忘如狂，或漱水不欲咽，或大便色黑易解。

【方解】

方中犀角（现用水牛角代）苦咸寒，凉血清心解毒，为君药。生地黄甘苦寒，凉血滋阴生津，一助犀角清热凉血止血，一复已失之阴血，为臣药。芍药、牡丹皮清热凉血、活血散瘀，可化斑散瘀，为佐药。

配伍特点：凉血与活血散瘀并用，使热清血凝而无耗血动血，凉血止血又无冰伏留瘀。

注意：阳虚失血、脾胃虚弱者忌用。

清热解毒剂

黄连解毒汤
——出自《肘后备急方》

歌诀

清热解毒汤四味，
黄芩黄柏栀子备，
躁狂大热呕不眠，
吐衄斑黄均可为。

【组成】

黄连9克，黄芩6克，黄柏6克，栀子9克。

黄连　　黄芩　　黄柏　　栀子

【用法】

水煎服。

【功效】

泻火解毒。

【主治】

三焦火毒证。大热烦躁，口燥咽干，谵语不眠；或热病吐血、衄血；或热甚发斑，身热下痢；或外科痈疡疔毒。小便黄赤，舌红苔黄，脉数有力。

【方解】

方中黄连清泻心火，兼泻中焦之火，为君药。黄芩泻上焦之火，黄柏泻下焦之火，为臣药。栀子清泻三焦之火，导热下行，引邪热从小便而出，用为佐药。

配伍特点：苦寒直折，三焦之火邪去而热毒解。

注意：本方为大苦大寒之剂，不可久服，非火盛者不宜用。

金花消痤丸

成分：黄连解毒汤加金银花、大黄、薄荷、桔梗、甘草。

性状：黑色的浓缩水丸，丸心黄褐色；味苦。

功能主治：清热泻火，解毒消肿。用于肺胃热盛所致的痤疮，粉刺，口舌生疮，胃火牙痛，咽喉肿痛，目赤，便秘，尿黄赤。

用法用量：口服，一次 4 克，一日 3 次。

凉膈散

——出自《太平惠民和剂局方》

歌诀

凉膈硝黄栀子翘，
黄芩甘草薄荷饶，
竹叶蜜煎疗膈热，
中焦燥实服之消。

【组成】

大黄、芒硝、甘草各 60 克，栀子、薄荷、黄芩各 30 克，连翘 125 克。

大黄　　芒硝　　甘草　　栀子　　薄荷　　黄芩　　连翘

【用法】

上药为粗末,每服6克,入竹叶7片,蜜少许,水煎去滓,食后温服。小儿可服3克,更随岁数加减服之。得利下,住服。

【功效】

泻火通便,清上泻下。

【主治】

上中二焦火热证。胸膈烦热,面赤唇焦,烦躁口渴,口舌生疮;或咽痛吐衄,便秘溲赤,舌红苔黄,脉滑数。

【方解】

方中重用连翘清热解毒,透散上焦之热,为君药。大黄、芒硝泻火通便,以荡涤中焦燥热内结,同为臣药。黄芩清在上之胸膈郁热;栀子通泻三焦郁热,且利小便以引火下行;薄荷清头目,利咽喉;竹叶清透上焦邪热,均为佐药。甘草、白蜜,既能缓和芒硝、大黄峻泻之力,又能生津润燥,调和诸药,为使药。全方配伍,共奏泻火清上、通便泻下之功。

配伍特点:清上与泻下并行,寓“以泻代清”“上病下取”之意。

【附方】

防风通圣散（《黄帝素问宣明论方》）

配方：防风、连翘、薄荷、川芎、当归、白芍、麻黄、大黄、芒硝、桔梗、石膏、黄芩、滑石、甘草、荆芥、栀子、白术。

功效：疏风解表，清热通便。

主治：风热壅盛，表里俱实证。憎寒壮热，无汗，头痛咽干，小便短赤，大便秘结；并治疮疡肿毒。

清脏腑热剂

导赤散

——出自《小儿药证直诀》

歌诀

导赤生地与木通，
草梢竹叶四般攻，
口糜淋痛小肠火，
引热同归小便中。

【组成】

生地黄、木通、生甘草梢、竹叶各6克。

生地黄　　木通　　生甘草梢　　竹叶

【用法】

前3味药为末，每服9克，入竹叶同煎至五分，食后温服。

【功效】

清心利水养阴。

【主治】

心经火热证。心胸烦热，口渴面赤，意欲冷饮，口舌生疮；或心热移于小肠，小便赤涩刺痛，舌红，脉数。

【方解】

方中生地黄入心、肾经，凉血滋阴降心火；木通入心经与小肠经，上清心经之火，下导小肠之热，两药相配，滋阴制火，利水通淋，共为君药。竹叶清心除烦，淡渗利窍，导心火下行，为臣药。生甘草梢清热解毒，尚可直达茎中而止淋痛，并能调和诸药，防木通、生地黄寒凉伤胃，为方中佐使。

配伍特点：甘寒、苦寒相合，滋阴利水为主；滋阴不恋邪，利水不伤阴，泻火不伐胃。

注意：本方寒凉，脾胃虚弱者慎用。

导赤丸

成分：连翘、黄连、栀子（姜炒）、木通、玄参、天花粉、赤芍、大黄、黄芩、滑石。

性状：黑褐色的大蜜丸；味甘、苦。

功能主治：清热泻火，利尿通便。用于火热内盛所致的口舌生疮、咽喉肿痛、心胸烦热、小便短赤、大便秘结。

用法用量：口服。一次1丸，一日2次，1周岁以内小儿酌减。

葛根黄芩黄连汤
——出自《伤寒论》

歌诀

葛根黄芩黄连汤，
再加甘草共煎尝；
邪陷阳明成热利，
清里解表保安康。

【组成】

葛根15克，甘草6克，黄芩9克，黄连9克。

葛根

甘草

黄芩

黄连

【用法】

水煎服，葛根先下。

【功效】

解表清里。

【主治】

表证未解，邪热入里证。身热下利，臭秽或赤白相间，腹痛或里急后重，口干渴，舌红苔黄，脉数。

【方解】

方中葛根辛甘而凉，入脾胃经，既能解表退热，又能升发脾胃清阳之气而治下利，故为君药。黄连、黄芩清热燥湿、厚肠止利，故为臣药。甘草甘缓和中，调和诸药，为佐使药。

配伍特点：外疏内清，表里同治。

注意：如下利而不发热，粪便清稀，脉沉迟，舌淡，病属虚寒者，当忌用。

【同类常用中成药】

葛根芩连片

成分：葛根、黄芩、黄连、炙甘草。

性状：黄棕色至棕色的片；气微，味苦。

功能主治：解肌清热，止泻止痢。用于湿热蕴结所致的泄泻、痢疾，症见身热烦渴、下痢臭秽、腹痛不适。

用法用量：口服，一次3～4片，一日3次。

龙胆泻肝汤
——出自《医方集解》

歌诀
龙胆栀芩酒拌炒，
木通泽泻车柴草，
当归生地益阴血，
肝胆实火湿热消。

【 组成 】

龙胆草（酒炒）6克，黄芩（酒炒）9克，栀子（酒炒）9克，泽泻12克，木通6克，车前子9克，当归（酒炒）3克，生地黄9克，柴胡6克，生甘草6克。

龙胆草　　黄芩　　栀子　　泽泻　　木通　　车前子　　当归

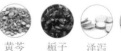

生地黄　　柴胡　　生甘草

【用法】

水煎服。

【功效】

清泻肝胆实火，清利肝经湿热。

【主治】

①肝胆实火上炎证。头痛目赤，胁痛，口苦，耳聋，耳肿，舌红苔黄，脉弦数有力。

②肝经湿热下注证。阴肿，阴痒，阴汗，小便淋浊，或妇女带下黄臭等，舌红苔黄腻，脉弦数有力。

【方解】

方中龙胆草大苦大寒，既能清利肝胆实火，又能清利肝经湿热，为君药。黄芩、栀子苦寒泻火，燥湿清热，为臣药。泽泻、木通、车前子渗湿泄热，导热下行；肝藏血，为实火所伤，则损伤阴血；当归、生地黄养血滋阴，使邪去而阴血不伤；共为佐药。柴胡舒畅肝胆之气，引诸药归肝胆经；甘草调和诸药，二药共为佐使药。

配伍特点：泻中有补，利中有滋，降中寓升，祛邪不伤正，泻火不伐胃。

注意：方中药多苦寒，易伤脾胃，故对脾胃虚寒和阴虚阳亢之证皆非所宜。

【附方】

左金丸（《丹溪心法》）

配方：黄连、吴茱萸。

功效：清泻肝火，降逆止呕。

主治：肝火犯胃证。胁肋疼痛，嘈杂吞酸，呕吐口苦，舌红苔黄，脉弦数。

泻白散
——出自《小儿药证直诀》

【组成】

地骨皮 30 克，桑白皮（炒）30 克，甘草（炙）3 克。

地骨皮　　　桑白皮　　　甘草

【用法】

上药锉散，入粳米一撮，水煎，食前服。

【功效】

清泻肺热，止咳平喘。

【主治】

肺热喘咳证。气喘咳嗽，皮肤蒸热，日晡尤甚，舌红苔黄，脉细数。

【方解】

方中桑白皮专入肺经，清泻肺热，止咳平喘，为君药。地骨皮清降肺中伏火，为臣药。粳米、炙甘草养胃和中，培土生金，以扶肺气，为佐使药。

配伍特点：清中有润，泻中有补。

注意：本方药性平和，尤宜于正气未伤，伏火不甚者。风寒咳嗽、肺虚喘咳者不宜使用。

清胃散

——出自《脾胃论》

歌诀

清胃散中升麻连，
当归生地丹皮全，
或加石膏泻胃火，
能消牙痛与牙宣。

【组成】

生地黄、当归各6克，牡丹皮9克，黄连6克，升麻9克。

生地黄　当归　牡丹皮　黄连　升麻

【用法】

上药为细末，每服6克，水煎去滓，放冷服之。

【功效】

清胃凉血。

【主治】

胃火上攻证。牙痛牵引头痛，面颊发热，其齿喜冷恶热，或牙宣出血，或牙龈红肿溃烂，或唇舌腮颊肿痛，口气热臭，口干舌燥，舌红苔黄，脉滑数。

【方解】

方用黄连为君，直泻胃腑之火。升麻清热解毒，并能轻清升散，宣达郁遏伏火，有"火郁发之"之意，胃热入血分，则阴血亦受损，生地黄凉血滋阴；牡丹皮凉血清热，皆为臣药。当归养血活血，以助消肿止痛，为佐药。升麻兼以引经为使药。

配伍特点：升散药与清热药结合使用，黄连得升麻，则泻火而无凉遏之弊，升麻得黄连，则散火而无升焰之虞。

注意：风寒及肾虚火炎者不宜使用。

【附方】

玉女煎（《景岳全书》）

配方：石膏、熟地黄、麦冬、知母、牛膝。

功效：清胃热，滋肾阴。

主治：胃热阴虚证。头痛，牙痛，齿松牙衄，烦热干渴，舌红苔黄而干。亦治消渴，消谷善饥等。

白头翁汤
——出自《伤寒论》

歌诀

白头翁汤治热痢，
黄连黄柏佐秦皮，
清热解毒并凉血，
赤多白少脓血医。

【组成】

白头翁 15 克，黄柏 9 克，黄连 9 克，秦皮
9 克。

白头翁　　黄柏　　　黄连　　　秦皮

【用法】

水煎温服。

【功效】

清热解毒，凉血止痢。

【主治】

热毒痢疾。下痢脓血，赤多白少，腹痛，
里急后重，肛门灼热，渴欲饮水，舌红苔黄，
脉弦数。

【方解】

方中君以苦寒而入血分的白头翁清热解毒，凉血止痢。臣以黄连、黄柏泻火解毒，燥湿止痢。佐以苦涩而寒之秦皮清热解毒，并收涩止痢。四药合用，热清毒解，血痢可愈。

配伍特点：清热伍以凉血，解毒配以收涩，标本兼顾，治本为主。

注意：以下痢赤多白少，腹痛，里急后重，舌红苔黄，脉弦数为辨证要点。

清虚热剂

清骨散

——出自《证治准绳》

歌诀

清骨散君银柴胡，
胡连秦艽鳖甲辅，
地骨青蒿知母草，
骨蒸劳热一并除。

【组成】

银柴胡 5 克，胡黄连、秦艽、鳖甲、地骨皮、青蒿、知母各 3 克，甘草 2 克。

银柴胡　胡黄连　秦艽　鳖甲　地骨皮　青蒿　知母

甘草

【用法】

水煎，食远服。

【功效】

清虚热，退骨蒸。

【主治】

肝肾阴虚，虚火内扰证。骨蒸潮热，或低热日久不退，形体消瘦，唇红颧赤，困倦盗汗，或口渴心烦，舌红少苔，脉细数。

【方解】

方中银柴胡清虚热，退骨蒸；地骨皮、胡黄连、知母内清阴分之热；青蒿、秦艽除肝胆之热；鳖甲滋阴清热，退骨蒸；甘草调和诸药。全方共奏补肾而滋阴液，使骨蒸潮热得以清退。

配伍特点：清透伏热以治标，兼顾滋养阴液以治本。

注意：若阴虚较甚、潮热较轻者，酌情使用。

歌诀

青蒿鳖甲知地丹，
热伏阴分此方攀，
夜热早凉无汗出，
养阴透热服之安。

青蒿鳖甲汤
——出自《温病条辨》

【组成】

青蒿 6 克，鳖甲 15 克，生地黄 12 克，知母 6 克，牡丹皮 9 克。

青蒿　　　鳖甲　　　生地黄　　　知母　　　牡丹皮

【用法】

水煎服。

【功效】

透热养阴。

【主治】

温病后期，热伏阴分证。夜热早凉，热退

无汗，舌红苔少，脉细数。

【方解】

方中青蒿苦辛而寒，清热透络，引阴分伏热外达；鳖甲咸寒，滋阴退热，补受损之阴。两药相配，清热滋阴，内清外透，相得益彰，共为君药。生地黄、知母既助君药以清热，又协君药以滋阴，为臣药。牡丹皮辛苦性凉，善清血中伏火，合青蒿可透阴分伏热，为佐药。诸药合用，共奏透热养阴之功。

配伍特点：滋清兼备，清中有透，标本兼顾。

注意：青蒿不耐高温，可用沸药汁泡服。对阴虚欲作抽搐者，不宜使用本方。

第五节　祛暑剂

祛暑剂用祛暑清热药或祛暑化湿药组成，具有祛除暑邪的作用，适用于夏月暑热证。运用祛暑剂，应注意辨别暑病的本证、兼证及主次轻重。

祛暑解表剂

香薷散

——出自《太平惠民和剂局方》

歌诀

香薷散中扁豆朴，
祛暑解表化湿阻，
易豆为花加银翘，
新加香薷化湿阻。

【组成】

香薷 50 克，白扁豆、厚朴各 25 克。

香薷　　白扁豆　　厚朴

【用法】

上为粗末，每服 9 克，水煎去滓，连吃二服，随病不拘时。

【功效】

祛暑解表，化湿和中。

【主治】

阴暑。恶寒发热，腹痛吐泻，头重身痛，无汗，胸闷，舌苔白腻，脉浮。

【方解】

方中香薷解表散寒，祛暑化湿，是夏月解表之要药，为君药。厚朴行气除满，燥湿运脾，为臣药。扁豆健脾和中，祛暑渗湿，为佐药。三药合用，既能解表寒、祛暑邪，又能化内湿、和脾胃，为夏月伤于寒湿之良方。

配伍特点：解表化湿并用，重在解表；行气健脾兼施，重在行气。

注意：本方为治夏月乘凉饮冷，外感风寒，内伤湿滞证的基础方。以恶寒发热，无汗，头重胸闷，苔白腻，脉浮为辨证要点。

【附方】

新加香薷饮（《温病条辨》）

配方：香薷、金银花、鲜扁豆花、厚朴、连翘。

功效：祛暑解表，清热化湿。

主治：暑温夹湿，复感外寒证。发热头痛，恶寒无汗，口渴面赤，胸闷，苔白腻，脉浮数。

祛暑利湿剂

歌诀

滑石甘草六一散，
清暑利湿功用专，
辰砂黛薄依次加，
益元碧玉鸡苏裁。

六一散

——出自《黄帝素问宣明论方》

【组成】

滑石 18 克，甘草 3 克。

滑石　　　甘草

【用法】

为细末，每服 9～18 克，包煎，或温开水调下，日 2～3 服，亦常加入其他方药中煎服。

【功效】

清暑利湿。

【主治】

暑湿证。身热烦渴，小便短赤，或泄泻，舌红苔黄，脉数。

【方解】

方中滑石体滑质重，既可清解暑热，治暑热烦渴，又可通利水道，使三焦湿热从小便而泄，为君药。生甘草清热泻火，益气和中，与滑石配伍，一可甘寒生津，利小便而不伤津液，又可防滑石之寒滑重坠伐胃，为臣药。

配伍特点：药性平和，清热不留湿，利水不伤阴。

注意：阴虚，内无湿热，或小便清长者忌用。

【附方】

碧玉散（《黄帝素问宣明论方》）

配方：六一散加青黛。

功效：清暑利湿，凉肝解毒。

主治：暑湿证兼肝胆郁热，烦渴口苦目赤咽痛。

鸡苏散（《黄帝素问宣明论方》）

配方：六一散加薄荷。

功效：疏散风邪，清暑利湿。

主治：暑湿证兼微恶风寒，头痛头胀，咳嗽不爽。

祛暑益气剂

清暑益气汤
——出自《温热经纬》

歌诀

王氏清暑益气汤，
善治中暑气津伤，
洋参冬斛荷瓜翠，
连竹知母甘粳襄。

【组成】

西洋参5克，石斛15克，麦冬9克，黄连3克，竹叶6克，荷梗15克，知母6克，甘草3克，粳米15克，西瓜翠衣30克。

西洋参　石斛　麦冬　黄连　竹叶　荷梗　知母

甘草　粳米　西瓜翠衣

【用法】

水煎服。

【功效】

清暑益气，养阴生津。

【主治】

暑热气津两伤证。身热汗多，口渴心烦，小便短赤，体倦少气，精神不振，脉虚数。

【方解】

西瓜翠衣清热解暑，兼能利尿；西洋参益气生津，兼可清热，共为君药。荷梗助西瓜翠衣清解暑热，石斛、麦冬助西洋参养阴生津，共为臣药。黄连清心泻火，知母清热滋阴，竹叶清热除烦，均为佐药。甘草、粳米益胃和中，调和药性，为佐使药。诸药合用，暑热清，津气充，则中暑之气津两伤可复。

配伍特点：清热利尿同用，以清暑为主；益气生津并举，以养阴为主。

注意：本方有滋腻之品，故暑病夹湿，舌苔厚腻者慎用。

第六节　温里剂

凡用温热药组成，具有温中祛寒、回阳救逆、散寒通脉等作用，治疗里寒证的方剂，统称为温里剂。

温中祛寒剂

理中丸

——出自《伤寒论》

【组成】

人参、干姜、炙甘草、白术各9克。

人参　　干姜　　炙甘草　白术

【用法】

上药共研细末，蜜和为丸，重9克，每次1丸，温开水送服，每日2～3次。或作汤剂，水煎服，药后饮粥适量，用量按原方比例酌减。

【功效】

温中祛寒，补气健脾。

【主治】

脾胃虚寒证。脘腹疼痛，喜温喜按，呕吐便溏，不欲饮食，畏寒肢冷，口淡不渴，舌淡苔白，脉沉细或沉迟。亦可用于出血、病后多涎唾等。

【方解】

方中干姜大辛大热，温脾阳，祛寒邪，为君药。人参补气健脾，为臣药。君臣相配，温中健脾。脾虚易生湿浊，故用白术健脾燥湿，为佐药。甘草一助人参、白术以益气健脾；二可缓急止痛；三为调和药性，为佐使药。

配伍特点：温中有补，以温为主，温中阳，益脾气，主运化。

注意：湿热内蕴中焦或脾胃阴虚者禁用。

【附方】

附子理中丸（《太平惠民和剂局方》）

配方：理中丸加附子。

功效：温阳祛寒，补气健脾。

主治：脾胃虚寒较甚者，或脾肾阳虚证。脘腹疼痛，下利清谷，恶心呕吐，畏寒肢冷，或霍乱吐利转筋等。

歌诀

小建中汤君饴糖，
方含桂枝加芍汤，
温中补虚和缓急，
虚劳里急腹痛康。

小建中汤
——出自《伤寒论》

【组成】

桂枝9克，甘草6克，大枣4枚，芍药18克，生姜9克，胶饴30克。

桂枝　　甘草　　大枣　　芍药　　生姜　　胶饴

【用法】

水煎取汁，兑入饴糖，文火加热溶化，分两次温服。

【功效】

温中补虚，和里缓急。

【主治】

中焦虚寒，肝脾不和证。腹中拘急疼痛，喜温喜按，神疲乏力；或心中悸动，虚烦不宁，面色无华；兼见手足烦热，咽干口燥等，舌淡苔白，脉细弦。

【方解】

方中重用甘温质润之饴糖为君，温补中焦，缓急止痛。臣以辛温之桂枝，温阳气，祛寒邪；酸苦之白芍，养营阴，缓肝急，止腹痛。佐以生姜温胃散寒，大枣补脾益气。炙甘草益气和中，调和诸药，是为佐使之用。其中饴糖配桂枝，辛甘化阳，温中焦而补脾虚；白芍配甘草，酸甘化阴，缓急止痛。六药合用，使中气强健，气血生化有源，则诸症自愈，故以"建中"名之。

配伍特点：肝脾同治，阴阳并调，重在温中助阳。

注意：兼夹痰湿者忌用，阴虚发热者亦不宜用。

【附方】

黄芪建中汤 （《金匮要略》）

配方：小建中汤加黄芪。

> **功效**：温中补气，和里缓急。
>
> **主治**：阴阳气血俱虚证。里急腹痛，喜温喜按，形体羸瘦，面色无华，心悸气短，自汗盗汗。

回阳救逆剂

四逆汤

——出自《伤寒论》

【组成】

生附子 15 克，干姜 6 克，炙甘草 6 克。

生附子　　　　干姜　　　　炙甘草

【用法】

水煎服。

【功效】

回阳救逆。

【主治】

心肾阳衰寒厥证。四肢厥逆，恶寒蜷卧，神衰欲寐，腹痛下利，呕吐不渴，舌苔白滑，脉微细。以及太阳病误汗亡阳者。

【方解】

方中生附子大辛大热，温肾壮元，破散阴寒，回阳救逆，生用迅达内外以温阳逐寒，为君药。干姜辛热，温中散寒，助阳通脉，为臣药。炙甘草一能益气补中，使全方温补结合，以治虚寒之本；二能甘缓附子、干姜峻烈之性，使其破阴回阳而无暴散之虞；三能调和药性，使药力作用持久，为佐使药。

配伍特点：药简力专，大辛大热，使阳复厥回。

注意：若服药后呕吐拒药，可置凉后服用。本方纯用辛热，中病手足温和即止，不可久服。真热假寒者忌用。

【附方】

通脉四逆汤（《伤寒论》）

配方：四逆汤加重附子、干姜用量。

功效：回阳通脉。

主治：阴盛格阳证。下利清谷，手足厥逆，身反不恶寒，脉微欲绝。

四逆加人参汤（《伤寒论》）

配方：四逆汤加人参。

功效：回阳救逆，益气固脱。

主治：心肾阳衰寒厥症。四肢厥逆，恶寒蜷卧，神衰欲寐，腹痛下利，呕吐不渴，舌苔白滑，脉微细。

当归四逆汤

——出自《伤寒论》

【组成】

当归9克，桂枝9克，芍药9克，细辛3克，通草6克，大枣8枚，炙甘草6克。

当归　桂枝　芍药　细辛　通草　大枣　炙甘草

【用法】

水煎温服，日三服。

【功效】

温经散寒，养血通脉。

【主治】

血虚寒厥证。手足厥寒，或腰、股、腿、足、肩臂疼痛，口不渴，舌淡苔白，脉沉细或细而欲绝。

【方解】

方中当归养血和血；桂枝温经散寒，温通血脉，共为君药。细辛温经散寒，助桂枝温通血脉；白芍养血和营，助当归补益营血，共为臣药。通草通经脉，以畅血行；大枣、甘草，益气健脾养血，共为佐药。重用大枣，既合当归、白芍以补营血，又防桂枝、细辛燥烈大过，伤及阴血。甘草兼调药性而为使药。

配伍特点：温阳与散寒并用，养血与通脉兼施，温而不燥，补而不滞。

注意：本方只适用于血虚寒凝之四肢逆冷，其他原因之肢厥不宜使用。湿热痹痛者禁用本方。

第七节 补益剂

凡用补益药组成，具有补养人体气、血、阴、阳的作用，治疗各种虚证的方剂，统称为补益剂。属于八法中的补法。

补气剂

四君子汤

——出自《太平惠民和剂局方》

歌诀

四君子汤中和义，
参术茯苓甘草比。
益以夏陈名六君，
祛痰补益气虚饵。
除却半夏名异功，
或加香砂气滞使。

【组成】

人参、白术、茯苓各9克，炙甘草6克。

人参

白术

茯苓

炙甘草

【用法】

水煎服。

108

【功效】

益气健脾。

【主治】

脾胃气虚证。面色萎白，语声低微，气短乏力，食少便溏，舌淡苔白，脉虚弱。

【方解】

方中人参甘温益气，健脾养胃，为君药。白术健脾燥湿，加强益气助运之力，为臣药。茯苓健脾渗湿，苓术相配，则健脾祛湿之功益著，为佐药。炙甘草益气和中，调和诸药，为使药。四药合用，共奏益气健脾之功。

配伍特点：温而不燥，补而不峻。

注意：阴虚内热者禁用。

【附方】

六君子汤（《医学正传》）

配方：四君子汤加陈皮、半夏、生姜、大枣。

功效：益气健脾，燥湿化痰。

主治：脾胃气虚兼痰湿证。食少便溏，胸脘痞闷，呕逆，舌淡苔白腻，脉虚。

> **香砂六君子汤**（《古今名医方论》）
>
> **配方：** 六君子汤去大枣，加砂仁、木香。
>
> **功效：** 益气化痰，行气温中。
>
> **主治：** 脾胃气虚，痰阻气滞证。呕吐痞闷，不思饮食，脘腹胀痛，消瘦倦怠，或气虚肿满等。

参苓白术散

——出自《太平惠民和剂局方》

【组成】

莲子肉、薏苡仁各9克、砂仁、桔梗各6克，白扁豆12克，白茯苓、人参、白术、山药各15克，甘草（炒）10克。

莲子肉　薏苡仁　砂仁　桔梗　白扁豆　白茯苓　人参

白术　山药　甘草

110

【用法】

上为细末。每服 6 克，枣汤调下。小儿量岁数加减服之。

【功效】

益气健脾，渗湿止泻。

【主治】

脾虚湿滞证。气短乏力，肠鸣泄泻，面色萎黄，形体消瘦，胸脘痞闷，食少纳差，舌质淡苔白腻，脉虚缓。亦可用于肺脾气虚夹痰湿证，咳嗽痰多色白。

【方解】

方以人参补益脾胃之气；白术、茯苓健脾燥湿渗湿，共为君药。山药、莲子肉协君药益气健脾，兼可收涩止泻；白扁豆、薏苡仁助术苓健脾祛湿，共为臣药。砂仁芳香醒脾，行气化湿；桔梗宣利肺气以通调水道，并为舟楫之药，载药上行，使全方兼有脾肺双补之功，为佐药。炒甘草、大枣补脾和中，调和诸药，为佐使药。诸药相合，益气健脾，渗湿止泻。

配伍特点：补气兼渗湿行气，并有保肺之效，培土生金。

注意：热结旁流者忌服。

歌诀

补中益气芪术陈，
升柴参草当归身，
虚劳内伤功独擅，
亦治阳虚外感因。

补中益气汤
——出自《脾胃论》

【组成】

黄芪18克，人参6克，白术9克，炙甘草9克，当归3克，陈皮6克，升麻6克，柴胡6克。

黄芪　　人参　　白术　　炙甘草　　当归　　陈皮

升麻　　柴胡

【用法】

水煎，去滓，食远稍热服。

【功效】

补中益气，升阳举陷。

112

【主治】

①脾虚不升证。头晕目眩，少气懒言，面色萎黄，大便稀溏，舌淡脉虚。

②中气下陷证。脱肛、子宫脱垂、久泻久痢，崩漏等。

③气虚发热证。身热自汗，渴喜热饮，气短乏力，舌淡，脉虚大无力。

【方解】

方中黄芪补中益气，升阳固表，为君药。人参、炙甘草、白术，补气健脾，为臣药。当归养血和营，协人参、黄芪补气养血；陈皮理气和胃，使诸药补而不滞；少量升麻、柴胡升阳举陷，协助君药以升提下陷之中气，共为佐药。炙甘草调和诸药为使药。诸药合用，既补益中焦脾胃之气，又升提下陷之气，为甘温除热之良剂。

配伍特点：黄芪、升麻、柴胡为补气升阳的基本结构。主以甘温，补中寓升。

注意：阴虚发热及内热炽盛者忌用。

生脉散

——出自《医学启源》

歌诀

生脉麦冬五味参,
保肺清心治暑淫,
气少汗多兼口渴,
病危脉绝急煎斟。

【组成】

人参9克,麦冬9克,五味子6克。

人参　　　　　麦冬　　　　　五味子

【用法】

水煎服。

【功效】

益气生津,敛汗止汗。

【主治】

心肺气阴两虚证。心悸不寐,气短懒言,神疲乏力,自汗,或干咳少痰,口燥咽干,舌干红少苔,脉细弱或虚数。

【方解】

本方用治温热、暑热之邪耗气伤津所致的病证。

方中人参益元气，补肺气，生津液，为君药。麦冬养阴清热，润肺生津，为臣药。人参、麦冬合用，则益气养阴之功益彰。五味子酸温，敛肺止汗，生津止渴，为佐药。

配伍特点：三药合用，一补一润一敛，益气养阴，生津止渴，敛阴止汗，使气复津生，汗止阴存，气充脉复。

注意：外邪未解，或暑病热盛，气阴未伤者均不宜用。应在阴伤气耗，纯虚无邪时方可使用。

玉屏风散

——出自《医方类聚》

歌诀

玉屏风散用防风，
黄芪相畏效相成，
白术益气更实卫，
表虚自汗服之应。

【组成】

防风 30 克，黄芪、白术各 60 克。

防风　　　　黄芪　　　　白术

【用法】

研末，每日2次，每次9克，大枣煎汤送服。

【功效】

益气固表止汗。

【主治】

卫气虚弱，表卫不固证。汗出恶风，面色㿠白，舌淡苔薄白，脉浮虚。亦治虚人腠理不固，易感风邪。

【方解】

本方用治卫虚腠理不密，感受风邪所致的病证。

方中黄芪内补脾肺之气，外可固表止汗，为君药。白术健脾益气，助黄芪以加强益气固表之功，为臣药。两药合用，使气旺表实，则汗不外泄，外邪亦难内侵。防风走表而散风御邪，黄芪得防风，固表而不留邪；防风得黄芪，祛邪而不伤正，为佐药。

配伍特点： 以补气固表药为主，配合小量祛风解表之品，使补中寓散。

注意： 外感自汗或阴虚盗汗者不宜使用。

补血剂

四物汤

——出自《仙授理伤续断秘方》

歌诀
四物地芍与归芎，
补血调血此方宗，
营血虚滞诸多症，
加减运用贵变通。

【组成】

熟地黄12克，当归9克，白芍9克，川芎6克。

熟地黄　　　当归　　　白芍　　　川芎

【用法】

上为粗末，每服15克，水煎去渣，空心食前热服。

【功效】

补血调血。

【主治】

营血虚滞证。头晕目眩，心悸失眠，月经不调，或闭经不行，脐腹疼痛，面色、唇爪无华，舌淡，脉细弦或细涩。

【方解】

本方用治营血亏虚，血行不畅，冲任虚损所致的病证。

方中熟地黄长于滋养阴血，补肾填精，为补血要药，为君药。当归补血活血，为养血调经要药，为臣药。白芍养血敛阴，川芎活血行气，为佐药。四药合用，共成补血调血之功。

配伍特点：熟地黄、白芍阴柔补血之品与当归、川芎相配，动静相宜，补血而不滞血，行血而不伤血，温而不燥，滋而不腻。

注意：阴虚发热及血崩气脱之证非本方所宜。

【附方】

桃红四物汤（《玉机微义》）

配方：四物汤加桃仁、红花。

功效：养血活血。

主治：血虚兼血瘀证。妇女经期超前，血多有块，色紫稠黏，腹痛。

圣愈汤（《医宗金鉴》）

配方：四物汤加人参、黄芪。

功效：益气，补血，摄血。

主治：气血虚弱，气不摄血证。月经先期而至，量多色淡，四肢乏力，体倦神衰。

八珍汤（《瑞竹堂经验方》）

配方：四君子汤合四物汤加生姜、大枣。

功效：益气补血。

主治：气血两虚证。面色萎黄，头晕目眩，体倦气短，心悸怔忡，食少，舌淡苔白，脉细弱或虚大无力。

十全大补汤（《太平惠民和剂局方》）

配方：八珍汤加肉桂、黄芪。

功效：温补气血。

主治：气血两虚证。面色萎黄，倦怠食少，头晕自汗，气短心悸，月经不调，舌淡，脉细弱。以及疮疡不敛，妇女崩漏。

归脾汤

——出自《济生汤》

歌诀

归脾汤用术参芪，
归草茯神远志齐，
酸枣木香龙眼肉，
兼加姜枣益心脾。

【组成】

白术、白茯苓、黄芪、龙眼肉、酸枣仁各18克，
人参、木香各9克，甘草6克，当归、远志各3克。

白术　　白茯苓　　黄芪　　龙眼肉　　酸枣仁　　人参

木香　　甘草　　当归　　远志

【用法】

加生姜、大枣，水煎服。

【功效】

益气补血，健脾养心。

【主治】

①心脾气血两虚证。心悸怔忡，健忘失眠，体倦食少，面色萎黄，舌淡，苔薄白，脉细弱。

②脾不统血证。便血，皮下紫癜，崩漏，月经超前，量多色淡，或淋漓不止，舌淡，脉细弱。

【方解】

方用人参为君，益气健脾，宁心安神。黄芪、白术益气补中；当归、龙眼肉补血养心，为臣药。君臣合用，健脾养心之功尤著。酸枣仁、远志补心安神宁志；茯苓、炙甘草补益心脾之气；木香行气醒脾，使补而不滞，并为佐药。炙甘草调和药性，兼为使药。煎药时少加生姜、大枣调和脾胃，以资生化之源。诸药合用，使脾气旺，而血有所生则神有所舍，血有所摄则血有所归，故方以"归脾"名之。

配伍特点：心脾同治，气血双补，以健脾益气为主。

炙甘草汤

——出自《伤寒论》

【组成】

炙甘草 12 克，生姜 9 克，桂枝 9 克，人参 6 克，生地黄 50 克，阿胶 6 克，麦冬 9 克，麻仁 9 克，大枣 30 枚。

炙甘草

生姜

桂枝

人参

生地黄

阿胶

麦冬

麻仁

大枣

【用法】

水煎服，阿胶烊化❶，冲服。

【功效】

滋阴养血，益气温阳，复脉定悸。

---

❶烊化：中药入汤剂的方法之一。将胶类药物放入水中或已煎好的药液中溶化，再倒入已煎好的药液中和匀内服。

【主治】

①阴血不足，阳气虚弱证。脉结代，心动悸，虚羸少气，舌淡少苔，或舌干而瘦小者。

②虚劳肺痿。咳嗽，涎唾多，形瘦短气，虚烦不眠，自汗盗汗，咽干舌燥，大便干结，脉虚数。

【方解】

本方是《伤寒论》治疗心动悸、脉结代的名方。用治伤寒汗、吐、下或失血后，或杂病阴血不足，阳气不振所致的病证。

方中炙甘草补气生血，健脾益心；生地黄滋阴补血，充脉养心。二药重用，气血双补以复脉之本，共为君药。人参、大枣合炙甘草则补益心脾之功尤彰；阿胶、麦冬、麻仁合生地黄则滋阴补血尤佳，俱为臣药。桂枝、生姜温心阳，通血脉，且使诸药滋而不腻，为佐药。加清酒煎服，可温通血脉以行药势，用之为使。诸药配伍，使阳气旺，阴血足，血脉畅，则脉复悸定，故本方又名"复脉汤"。

配伍特点：滋而不腻，温而不燥，使气血充足，阴阳调和，则心动悸、脉结代，皆得其平。

注意：虚劳肺痿属气阴两伤者，可用本方，但对阴伤肺燥较甚者，方中姜、桂、酒减少用量或不用，恐温药有耗伤阴液之弊，故应慎用。

123

六味地黄丸

——出自《小儿药证直诀》

【组成】

熟地黄 24 克，山茱萸、干山药各 12 克，泽泻、牡丹皮、茯苓各 9 克。

熟地黄　　山茱萸　　干山药　　　泽泻　　　牡丹皮　　　茯苓

【用法】

上为末，炼蜜为丸，如梧桐子大。空心温水化下 9 克，每日 2 ～ 3 次。亦可水煎服。

【功效】

填精滋阴补肾。

【主治】

肾阴不足证。腰膝酸软，头晕目眩，耳鸣

耳聋，盗汗，遗精，消渴，骨蒸潮热，手足心热，口燥咽干，牙齿动摇，足跟作痛，以及小儿囟门不合，舌红少苔，脉沉细数。

【方解】

方中重用熟地黄滋阴补肾，填精益髓，为君药。山茱萸补养肝肾，并能涩精，取"肝肾同源"之意；山药补益脾阴，亦能固肾，共为臣药。三药配合，肾肝脾三阴并补，是为"三补"。但仍以补肾为主。泽泻利湿泻肾浊，并能减熟地黄之滋腻；茯苓淡渗脾湿，并助山药健运，与泽泻共泻肾浊，助真阴得复其位；牡丹皮清泄虚热，并制山茱萸之温涩，三药为"三泻"，均为佐药。

配伍特点：三补三泻，补药用量重于"泻药"，是以补为主，肝脾肾三阴并补，以补肾阴为主。

注意：脾虚泄泻者慎用。

【附方】

知柏地黄丸（《医方考》）

配方：六味地黄丸加知母、黄柏。

功效：滋阴降火。

主治：阴虚火旺证。症见骨蒸潮热，虚烦盗汗，腰脊酸痛，遗精，舌质红，脉细数。

左归丸

——出自《景岳全书》

【组成】

大怀熟地 240 克，山药、枸杞子、山茱萸、鹿角胶、龟甲胶、菟丝子各 120 克，川牛膝 90 克。

大怀熟地　山药　枸杞子　山茱萸　鹿角胶　龟甲胶　菟丝子

川牛膝

【用法】

熟地黄蒸烂杵膏，余为细末，加炼蜜为丸，每服 9 克，食前用滚汤或淡盐水送下。亦可作汤剂。水煎服，用量按原方比例酌减。

【功效】

滋补肝肾，填精益髓。

【主治】

真阴亏虚证。头晕目眩，腰膝酸软，遗精滑泄，自汗盗汗，口燥舌干，舌红少苔，脉细。

【方解】

本方用治真阴不足，精髓亏损所致的病证。

方中重用熟地黄滋肾填精，大补真阴，为君药。山茱萸养肝滋肾，涩精敛汗；山药补脾益阴，滋肾固精；龟、鹿二胶为血肉有情之品，峻补精髓，龟甲胶偏于补阴，鹿角胶偏于补阳，在补阴之中配伍补阳药，取阳中求阴之义，均为臣药。枸杞子补肾益精，养肝明目；菟丝子、川牛膝益肝肾，强腰膝，健筋骨，俱为佐药。

配伍特点：纯甘补阴，纯补无泻，阳中求阴。

注意：久服常服每易滞脾碍胃，脾虚泄泻者慎用。

一贯煎

——出自《续名医类案》

歌诀

一贯煎中用地黄，
沙参枸杞麦冬襄，
当归川楝水煎服，
阴虚肝郁是妙方。

【组成】

北沙参、麦冬、当归身各9克，生地黄18克，枸杞子9克，川楝子6克。

北沙参　　麦冬　　当归　　生地黄　　枸杞子　　川楝子

【用法】

水煎服。

【功效】

滋阴疏肝。

【主治】

肝阴不足，肝气郁滞证。胸脘胁痛，吞酸吐苦，咽干口燥，舌红少津，脉细数或虚弦。

【方解】

本方用治肝肾阴虚，肝气郁滞所致的病症。

方中重用生地黄滋阴养血、补益肝肾，为君药，内寓滋水涵木之意。当归、枸杞子养血滋阴柔肝；北沙参、麦冬滋养肺胃，养阴生津，意在佐金平木，扶土制木，四药共为臣药。少量川楝子，疏肝泄热，理气止痛，复其条达之性，为佐药。

配伍特点：在大队滋阴养血药中，少佐一味川楝子疏肝理气，补肝与疏肝相结合，以补为主，使肝体得养，而无滋腻碍胃遏滞气机之虞，且无伤及阴血之弊。

注意：有停痰积饮而舌苔白腻、脉沉弦者不宜使用。

百合固金汤
——出自《慎斋遗书》

【组成】

百合、贝母、麦冬各4.5克，熟地黄、生地黄、当归各9克，白芍、甘草、桔梗、玄参各3克。

百合　贝母　麦冬　熟地黄　生地黄　当归　白芍

甘草　桔梗　玄参

【用法】

水煎服。

【功效】

润肺滋肾,化痰止咳。

【主治】

肺肾阴亏,虚火上炎证。咳嗽气喘,痰中带血,咽喉燥痛,头晕目眩,午后潮热,舌红少苔,脉细数。

【方解】

方中生地黄、熟地黄并用,滋阴补肾,生地黄兼能清热凉血,共为君药。百合滋阴清热,润肺止咳;麦冬润肺养阴,又可清热;贝母清热润肺,化痰止咳,同为臣药。桔梗宣肺化痰利咽;玄参养阴清热利咽;当归、白芍养血益阴润燥,俱为佐药。甘草合桔梗、玄参止咳利咽,并调和药性,为佐使之用。本方以百合益肺,地黄滋肾,服后可使肺阴得润,肾水得充,虚火得清,则肺金得以固护,故名"百合固金汤"。

配伍特点:肺肾同治,金水相生,补肾为主;标本并治,治本为主。

【同类常用中成药】

玄麦甘桔颗粒

成分: 玄参、麦冬、甘草、桔梗。辅料为蔗糖、糊精。

性状： 浅棕色至浅棕褐色的颗粒；味甜。

功能主治： 清热滋阴，祛痰利咽。用于阴虚火旺，虚火上浮，口鼻干燥，咽喉肿痛。

用法用量： 开水冲服。一次 10 克，一日 3～4 次。

益胃汤
——出自《温病条辨》

歌诀

益胃汤能养胃阴，
冰糖玉竹与沙参，
麦冬生地同煎服，
甘凉滋润生胃津。

【组成】

沙参 9 克，麦冬 15 克，冰糖 3 克，生地黄 15 克，玉竹 4.5 克。

沙参　　麦冬　　冰糖　　生地黄　　玉竹

【用法】

水煎服。

【功效】

养阴益胃。

【主治】

胃阴不足证。饥不欲食，口干咽燥，大便干结，或干呕，舌红少苔，脉细数。

【方解】

本方重用味甘性寒之生地黄、麦冬为君，滋养胃阴，清热润燥。沙参、玉竹为臣，养阴生津，以加强君药益胃养阴之力。冰糖濡养肺胃，调和诸药，为佐使药。本方集甘凉益胃之品于一方，旨在养阴清热，治病求本。

配伍特点：全方甘凉清润，清而不寒，滋而不腻，药简力专，为"益胃"之良方。

补阳剂

肾气丸
——出自《金匮要略》

歌诀

《金匮》肾气治肾虚，
地黄怀药及山萸，
丹皮苓泽加附桂，
引火归原热下趋。

【组成】

干地黄 24 克，山药、山茱萸各 12 克，泽泻、茯苓、牡丹皮各 9 克，桂枝、附子各 3 克。

干地黄　　山药　　山茱萸　　泽泻　　茯苓　　牡丹皮　　桂枝

附子

【用法】

上为细末，炼蜜为丸，如梧桐子大，酒下十五丸（6 克），日再服。

【功效】

补肾助阳，化生肾气。

【主治】

肾阳不足证。腰痛脚软，半身以下常有冷感，少腹拘急，小便不利，或小便反多，入夜尤甚，阳痿早泄，舌淡而胖，脉虚弱，尺部沉细，以及水肿，消渴等。

【方解】

肾为水火之脏，内寓元阴元阳，阳气无阴精则不化，"善补阳者，必于阴中求阳，则阳得阴助，而生化无穷"，故重用干地黄滋阴补肾，为君药。方中附子大辛大热，温阳补火；桂枝温通阳气，二药相合，补肾阳，助气化，山茱萸、山药补肝养脾益精，共为臣药。泽泻、茯苓利水渗湿，配桂枝又善温化痰饮，丹皮活血散瘀，配伍桂枝则可调血分之滞，此三味寓泻于补，俾邪去而补药得力，并制诸滋阴药碍湿之虞，俱为佐药。

配伍特点：补阳之中配伍滋阴之品，阴中求阳，使阳有所化；少量补阳药与大队滋阴药配伍，旨微微生火，少火生气。

注意：肾阴不足，虚火上炎者不宜应用。肾阳亏虚而小便正常者，为纯虚无邪，不宜使用。

【附方】

济生肾气丸（《济生方》）

配方：肾气丸桂枝易为肉桂，干地黄易为熟地黄，加车前子、川牛膝。

功效：温补肾阳，利水消肿。

主治：肾阳不足，水湿内停证。水肿，小便不利。

十补丸（《济生方》）

配方：肾气丸桂枝易为肉桂，干地黄易为熟地黄，加五味子、鹿茸。

功效：补肾阳，益精血。

主治：肾阳虚损，精血不足证。面色黧黑，足冷足肿，耳鸣耳聋，羸瘦，足膝软弱，小便不利，腰脊疼痛，或阳痿，遗精，舌淡苔白、脉沉迟尺弱。

右归丸

——出自《景岳全书》

【组成】

熟地黄 24 克，山药 12 克，山茱萸 9 克，枸杞子 12 克，菟丝子 12 克，鹿角胶 12 克，杜仲 12 克，肉桂 6 ～ 12 克，当归 9 克，制附子 6 ～ 18 克。

   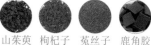

熟地黄　　山药　　山茱萸　枸杞子　菟丝子　鹿角胶　杜仲

肉桂　　当归　　制附子

【用法】

熟地黄蒸烂杵膏，余为细末，加炼蜜为丸，每嚼服 6 ～ 9 克，食前用滚汤或淡盐汤送下。亦可作汤剂，水煎服，用量按原方比例酌减。

【功效】

温补肾阳，填精益髓。

136

【主治】

肾阳不足，命门火衰证。年老或久病气衰神疲，畏寒肢冷，腰膝软弱，阳痿遗精，或阳衰无子，或饮食减少，大便不实，或小便自遗，舌淡苔白，脉沉而迟。

【方解】

方中附子、肉桂、鹿角胶培补肾中元阳，温里祛寒，共为君药。熟地黄、山茱萸。枸杞子、山药滋阴益肾，养肝补脾，填精益髓，取"阴中求阳"之义，共为臣药。菟丝子、杜仲补肝肾，强腰膝，配伍当归养血和血，共补肝肾精血，共为佐药。诸药合用，温壮肾阳，滋补精血。

配伍特点： 补阳药与补阴药相配，则"阳得阴助，生化无穷"，体现了"阴中求阳"的治疗法则；本方纯补无泻，集温补药与滋补药于一方，则益火之源之功尤著。

注意： 本方纯补无泻，肾虚兼有湿浊者不宜使用。

第八节 固涩剂

凡以收涩药或补益药为主组成，具有收敛固摄作用，治疗气、血、精、津液耗散滑脱等的方剂，统称为固涩剂。

有实邪者，如热病多汗，痰浊壅肺实证喘咳，实热积滞泄泻痢疾，湿热下注或虚火扰动遗精滑泄，湿热溺涩，湿热带下及火毒疮溃初起者，均不宜用。若外邪未尽，过早使用此类药剂，有闭门留寇之弊。

固表止汗剂

牡蛎散
——出自《太平惠民和剂局方》

歌诀

牡蛎散内用黄芪，
麻黄根与小麦齐，
益气固表又敛阴，
体恤自汗盗汗宜。

【组成】

黄芪、麻黄根、牡蛎各30克。

黄芪　　　麻黄根　　　牡蛎

【用法】

上为粗散，每服9克，加小麦30克，同煎至八分，去滓，热服，日二服，不拘时候。

【功效】

敛阴止汗，益气固表。

【主治】

卫阳不固，心阳不潜之自汗、盗汗证。常自汗出，夜卧更甚，心悸惊惕，短气体倦，舌淡红，脉细弱。

【方解】

本方用治气虚卫外不固，阴伤心阳不潜，日久心气亦耗所致的自汗盗汗。

方中煅牡蛎敛阴潜阳，固涩止汗，为君药。生黄芪益气实卫，固表止汗，为臣药。君臣相配，是为益气固表、敛阴潜阳的常用组合。麻黄根功专收敛止汗；小麦专入心经，养气阴，退虚热，为佐药。

配伍特点：补敛并用，兼潜心阳，共奏益气固表，敛阴止汗之功，可使气阴得复，汗出自止。

注意：阴虚火旺所致之盗汗，或大汗淋漓不止属于阳虚欲脱者，不宜使用本方。

敛肺止咳剂

九仙散

——出自《卫生宝鉴》

【组成】

人参、款冬花、桑白皮、桔梗、五味子、阿胶、乌梅各 30 克，贝母 15 克，罂粟壳 240 克。

人参　款冬花　桑白皮　桔梗　五味子　阿胶　乌梅

贝母　罂粟壳

【用法】

上为细末，每服 9 克，温开水送下。亦可作汤剂，水煎服，用量按原方比例酌定。

【功效】

敛肺止咳，益气养阴。

【主治】

久咳肺虚，气阴两伤证。久咳不已，咳甚则气喘自汗，痰少而黏，舌红少苔，脉虚数。

【方解】

本方用治久咳伤肺，气阴两伤所致之证。

方中重用罂粟壳敛肺止咳，为君药。乌梅、五味子敛肺止咳，生津润肺，共为臣药。人参补益肺气；阿胶滋养肺阴；桔梗、桑白皮、款冬花、川贝母宣肺降气，清热化痰，止咳平喘，共为佐药。诸药合用，使肺气旺，肺阴复，则诸症渐愈。

配伍特点：收敛固涩与益气养阴兼顾，但以敛涩为主；敛降之中寓以升宣，而以敛降为主，即敛中有宣，降中寓升。

注意：久咳而内多痰涎，或咳嗽而外有表证者，忌用本方，以免留邪为患；方中罂粟壳有毒，久服成瘾，不可久服，中病即止。

四神丸

——出自《证治准绳》

【组成】

肉豆蔻 60 克，补骨脂 120 克，五味子 60 克，吴茱萸 30 克。

肉豆蔻　补骨脂　五味子　吴茱萸

【用法】

上为末，取生姜 120 克，大枣 50 枚，煮熟，取枣肉和末为丸，如桐子大。每服 9 克，每日 1 ～ 2 次，临睡前用淡盐汤或温开水送服；亦作汤剂，加姜、枣水煎服，临睡温服，用量按原方比例酌减。

【功效】

温肾暖脾，涩肠止泻。

【主治】

脾肾阳虚之肾泄证。五更泄泻，不思饮食，食不消化，或久泻不愈，腹痛喜温，腰酸肢冷，神疲乏力，舌淡，苔薄白，脉沉迟无力。

【方解】

本方用治命门火衰，火不暖土，脾失健运所致的五更泄。

方中重用补骨脂，补命门之火以温养脾土，为君药。肉豆蔻温中涩肠，与补骨脂相伍，既可增温肾暖脾之力，又能涩肠止泻，为臣药。吴茱萸温脾暖胃以散阴寒，五味子固肾涩肠，合吴茱萸以助君、臣温涩止泻之力，为佐药。用法中姜、枣同煮，枣肉为丸，意在温补脾胃，鼓舞运化，为佐使药。诸药合用，温肾暖脾，涩肠止泻。

配伍特点：温肾为主，兼以暖脾涩肠。俾火旺土强，肾泄自愈。

注意：实热泄泻、腹痛者禁用。

真人养脏汤
——出自《太平惠民和剂局方》

【组成】

人参、当归、白术各6克，肉豆蔻8克，肉桂、甘草各6克，白芍12克，木香3克，诃子9克，罂粟壳9克。

人参　　当归　　白术　　肉豆蔻　　肉桂　　甘草　　白芍

木香　　诃子　　罂粟壳

【用法】

上为粗末，每服6克，水煎去滓，食前温服。

【功效】

涩肠固脱，温补脾肾。

144

【主治】

脾肾阳虚之久泻久痢。大便滑脱不禁，甚至脱肛坠下，脐腹疼痛，喜温喜按，或下痢赤白，里急后重，倦怠食少，舌淡苔白，脉沉迟细。

【方解】

方中罂粟壳长于涩肠止泻，故重用为君。诃子功专涩肠止泻；肉豆蔻既温中祛寒，又涩肠止泻，为臣药。肉桂温肾暖脾；人参、白术益气健脾；当归、白芍补血活血；木香行气醒脾，既使全方涩补不滞，又合当归、白芍调气和血，寓"行血则便脓自愈，调气则后重自除"之意，同为佐药。甘草合人参、白术补中益气，并调和诸药，为佐使药。全方配合，涩肠固脱治标急，温补脾肾治本虚，诚为虚寒泻痢、滑脱不禁之良方。

配伍特点：温涩兼用，重在涩肠；脾肾兼顾，温中为主；涩补寓通，涩补不滞。

注意：真人养脏汤为治脾肾虚寒之久泻久痢而设，泻痢虽久而积滞热毒未清者，禁用；本方重用罂粟壳，不宜久服，以免成瘾。

桑螵蛸散

——出自《本草衍义》

【组成】

桑螵蛸、远志、菖蒲、龙骨、人参、茯神、当归、龟甲各30克。

桑螵蛸　　远志　　菖蒲　　龙骨　　人参　　茯神　　当归

龟甲

【用法】

上为末，夜卧前人参汤调下6克。

【功效】

调补心肾，固精止遗。

146

【主治】

心肾两虚证。小便频数，或尿如米泔色，或遗尿，或遗精，心神恍惚，健忘食少，舌淡苔白，脉细弱。

【方解】

本方用治心肾两虚，水火不交所致的病证。

方中桑螵蛸固精止遗，兼补肾阳，"功专收涩，故男子虚损，肾衰阳痿，梦中失精，遗溺白浊方多用之"（《本经逢原》），为君药。肾气乃肾阳蒸化阴精而生，故伍龟甲滋肾益精，合桑螵蛸以化生肾气；心脾已亏，心神不安，故配人参、茯神补心气，宁心神，健脾气；龙骨收敛固涩，且镇心安神，桑螵蛸得龙骨则涩精止遗之功著，同为臣药。当归补心血，与龟甲合用，能补益精血；菖蒲、远志安神定志，交通心肾，为佐药。诸药相合，共奏调补心肾，交通上下，涩精止遗之功。

配伍特点：调补心肾，交通上下，补养气血，涩精止遗。

> **注意：**下焦湿热或相火妄动所致之尿频、遗尿或遗精滑泄，非本方所宜。

第九节 安神剂

凡以安神药为主组成，具有安神定志作用，治疗神志不安证的方剂，统称为安神剂。

某些安神剂中内含朱砂，有一定毒副作用，只宜暂服，不可久用，脾胃虚弱者尤当注意；矿石、介壳类等质地坚硬的药物，宜打碎先煎或久煎，以便充分发挥药力。

重镇安神剂

朱砂安神丸

——出自《内外伤辨惑论》

【组成】

朱砂 1.5 克，黄连 18 克，炙甘草 16.5 克，生地黄 4.5 克，当归 7.5 克。

朱砂　　黄连　　炙甘草　　生地黄　　当归

【用法】

上药为末，炼蜜为丸，每次6～9克，临睡前温开水送服；亦可作汤剂，用量按原方比例酌减，朱砂研细末水飞，以药汤送服。

【功效】

镇心安神，清心养阴。

【主治】

心火亢盛，阴血不足证。失眠多梦，惊悸怔忡，胸中烦热，舌红，脉细数。

【方解】

方中朱砂专入心经，既能重镇安神，又可清心火，治标之中兼能治本，为君药。黄连苦寒入心经，清心泻火，以除烦热，为臣药。君、臣相伍，重镇以安神，清心以除烦，以收泻火安神之功。生地黄滋阴清热，当归补血，合生地黄滋补阴血以养心，共为佐药。炙甘草调药和中，以防黄连之苦寒为佐使药。

配伍特点：标本兼治，清中有养，使心火得清，阴血得充，心神得养，则神志安定。

注意：朱砂中含硫化汞，不宜多服、久服，以防汞中毒；阴虚或脾弱者不宜服。

歌诀

补心丹用柏枣仁，

二冬生地当归身，

三参桔梗朱砂味，

远志茯苓共养神。

天王补心丹

——出自《校注妇人良方》

【组成】

人参、茯苓、玄参、丹参、桔梗、远志各15克，当归、五味子、麦冬、天冬、柏子仁、酸枣仁各30克，生地黄120克。

人参　　茯苓　　玄参　　丹参　　桔梗　　远志　　当归

五味子　　麦冬　　天冬　　柏子仁　　酸枣仁　　生地黄

【用法】

上药为末，炼蜜丸，桐子大，朱砂为衣，每服6～9克，临卧，竹叶煎汤送下。

【功效】

滋阴清热，补心安神。

【主治】

阴血亏虚，虚热内扰证。心悸怔忡，虚烦失眠，神疲健忘，或梦遗，手足心热，口舌生疮，大便干结，舌红少苔，脉细数。

【方解】

方中重用甘寒之生地黄，入心能养血，入肾能滋阴，故能滋阴养血，壮水以制虚火，为君药。天冬、麦冬滋阴清热，酸枣仁、柏子仁养心安神，当归补血润燥，共助生地滋阴补血，并养心安神，俱为臣药。玄参滋阴降火；远志养心安神；茯苓、人参补气以生血，并能安神益智；五味子之酸以敛心气，安心神；丹参清心活血，合补血药使补而不滞，则心血易生；朱砂镇心安神，以治其标，以上共为佐药。桔梗为舟楫，载药上行以使药力缓留于上部心经，为佐使药。诸药相伍，共奏滋阴养血、补心安神之功。

配伍特点：滋阴补血以治本，养心安神以治标，标本兼治，心肾两顾，但以补心治本为主。

注意：本方滋阴之品较多，对脾胃虚弱、纳食欠佳、大便不实者，不宜长期服用。

【附方】

柏子养心丸（《体仁汇编》）

配方：柏子仁、枸杞子、麦冬、当归、石菖蒲、茯神、玄参、熟地黄、甘草。

功效：养心安神，滋阴补肾。

主治：阴血亏虚，心肾失调证。精神恍惚，惊悸怔忡，夜寐多梦，健忘盗汗，舌红少苔，脉细而数。

酸枣仁汤

——出自《金匮要略》

歌诀

酸枣仁汤治失眠，
川芎知草茯苓煎，
养血除烦清虚热，
安然入寐梦香甜。

【组成】

酸枣仁15克，甘草3克，知母、茯苓、川芎各6克。

酸枣仁　　甘草　　知母　　茯苓　　川芎

【用法】

水煎，酸枣仁先下，分 3 次温服。

【功效】

养血安神，清热除烦。

【主治】

肝血不足，虚热内扰证。虚烦失眠，心悸不安，头目眩晕，咽干口燥，舌红，脉弦细。

【方解】

本方用治肝血不足，阴虚内热而致的病证。

方中重用酸枣仁，以其甘酸质润，入心、肝之经，养血补肝，宁心安神，为君药。茯苓宁心安神；知母苦寒质润，滋阴润燥，清热除烦，共为臣药。君臣相伍，以助安神除烦之功。川芎辛散，调肝血而疏肝气，与酸枣仁相伍，辛散与酸收并用，补血与行血结合，具有养血调肝之妙，为佐药。甘草和中缓急，调和诸药，为使药。

配伍特点：标本兼治，养中兼清，补中有行。

注意：心肝阳亢之失眠者不宜用。

【 附方 】

甘麦大枣汤 (《金匮要略》)

配方：甘草、小麦、大枣。

功效：养心安神，和中缓急。

主治：脏躁。精神恍惚，常悲伤欲哭，不能自制，心中烦乱，睡眠不安，甚则言行失常，呵欠频作，舌淡红苔少，脉细略数。

【 同类常用中成药 】

枣仁安神液

成分：酸枣仁、丹参、五味子。

性状：棕红色的液体；气香，味酸甜、微苦。

功能主治：补心养肝，安神益智。用于心肝血虚，神经衰弱引起的失眠健忘、头晕、头痛等症。

用法用量：口服，晚临睡前服，一次10～20毫升，一日1次。

第十节 开窍剂

凡以芳香开窍药为主组成，具有开窍醒神作用，治疗窍闭神昏证的方剂，统称为开窍剂。

邪气壅盛，蒙蔽心窍，每致神志昏迷。根据病因、病性之异，有热闭与寒闭之别。热闭由温热毒邪内陷心包所致，治宜清热开窍，简称凉开；寒闭系寒湿痰浊蒙蔽心窍引起，治宜温通开窍，简称温开。故开窍剂分为凉开剂与温开剂两类。

开窍剂善于辛散走窜，久服则易伤元气，故临床多用于急救，宜中病即止，不可久服。且芳香药物药性易挥散，不宜加热煎煮，故本类方剂多制成丸、散剂，使用时宜温开水化服或鼻饲。

凉开剂

安宫牛黄丸
——出自《温病条辨》

歌诀
安宫牛黄开窍方，
芩连栀郁朱雄黄，
犀角真珠冰麝箔，
热闭心包功用良。

【组成】

牛黄、郁金、犀角（现用水牛角代）、黄芩、

155

黄连、雄黄、栀子、朱砂各30克，梅片、麝香各7.5克，珍珠15克，金箔衣。

牛黄　郁金　犀角　黄芩　黄连　雄黄　栀子

朱砂　梅片　麝香　珍珠　金箔衣

【用法】

上为极细末，炼老蜜为丸，每丸3克，金箔为衣。脉虚者人参汤下，脉实者银花、薄荷下，每服一丸。大人病重体实者，日再服，甚至日三服；小儿服半丸，不知，再服半丸。

【功效】

清热解毒，豁痰开窍。

【主治】

邪热内陷心包证。高热烦躁，神昏谵语，或舌謇肢厥，舌红或绛，脉数有力。亦治中风昏迷，小儿惊厥，属邪热内闭者。

【方解】

本方为治疗热闭的常用方。方中以牛黄苦性凉，豁痰开窍，清心解毒；犀角（现用水牛角代）清心、凉血、解毒，麝香开窍醒神，共为君药。臣以黄芩、黄连、栀子，助牛黄、犀角以泻心包络之火而清热毒，再以郁金、冰片草木之香，芳香去秽，通窍开闭，助牛黄、麝香内透包络。金箔、朱砂、珍珠镇心安神，助雄黄、牛黄以豁痰解毒，均为佐药。用炼蜜为丸，和胃调中，为使药。以上诸药合用，共成清热解毒，豁痰开窍之效。

配伍特点：本方清热解毒功效为主，同时凉血泻火与芳香开窍并用，使邪火随诸香驱除。

注意：孕妇慎用。

【附方】

牛黄清心丸（《痘疹世医心法》）

配方：牛黄、黄连、黄芩、栀子、朱砂、郁金。

功效：清热解毒，开窍安神。

主治：热闭心包证。身热谵语，烦躁不安，以及小儿高热惊厥，中风昏迷。

温开剂

苏合香丸
——出自《外方秘要》

歌诀

苏合香丸麝息香，
木丁朱乳荜檀裹，
牛冰术沉诃香附，
中恶急救莫彷徨。

【组成】

白术、朱砂、麝香、诃子、香附、沉香、木香、丁香、安息香、白檀香、荜茇、犀角（现用水牛角代）各30克，乳香、苏合香、龙脑香各15克。

白术　　朱砂　　麝香　　诃子　　香附　　沉香　　木香

丁香　　安息香　白檀香　荜茇　　犀角　　乳香　　苏合香

龙脑香

【用法】

上十五味，捣筛极细，白蜜煎，去沫，和为

丸。每朝服 3 克，净器中研服。

【功效】

温通开窍，行气止痛。

【主治】

寒闭证。突然昏倒，牙关紧闭，不省人事，苔白，脉迟。亦治心腹卒痛，甚则昏厥，属寒凝气滞者。

【方解】

方中苏合香、安息香、麝香、龙脑（冰片）芳香开窍，辟秽化浊，同为君药。木香、香附、沉香、白檀香、乳香行气祛寒，为臣药。荜茇、丁香温中祛寒，协诸香药以增强祛寒止痛开郁之力；白术健脾燥湿，诃子收涩敛气，二药一补一敛，以防诸香辛散走窜太过，耗散真气；朱砂重镇安神，水牛角凉血解毒，二者药性俱寒，是以凉制温，防诸药过于温燥，以上共为佐药。由于麝香、木香、香附、沉香、白檀香、乳香等行气活血止痛，荜茇、丁香温里祛寒止痛，合用而具祛寒行气、活血止痛之功，故可用治寒凝气滞之心腹卒痛。

配伍特点：本方集诸芳香药于一方，既长于化浊开窍，又可行气温中止痛；又佐以补气、收敛、重镇之品，防过辛温香之弊，助开窍行气，温通辟秽之功。

注意：心为火脏，不受辛热之气，配水牛角以防诸辛温药上扰神明，不可去之。

【 附方 】

冠心苏合丸 （《中华人民共和国药典》）

配方：苏合香、冰片、乳香、檀香、土木香。

功效：理气，宽胸，止痛。

主治：寒凝气滞、心脉不通所致的胸痹。症见胸闷、心前区疼痛。

第十一节 理气剂

凡以理气药为主组成，具有行气或降气的作用，主治气滞或气逆病症的方剂，统称为理气剂。

理气剂用药多辛温香燥，易伤津耗气，勿使过剂，孕妇慎用。

行气剂

越鞠丸

——出自《丹溪心法》

歌诀

行气解郁越鞠丸，
香附芎苍栀曲研，
气血痰火湿食都，
随证易君并加减。

【组成】

香附、川芎、苍术、神曲、栀子各6克。

香附　　川芎　　苍术　　神曲　　栀子

【用法】

上为末，水丸如绿豆大，每服6～9克，温

开水送服。亦可按参考用量比例作汤剂，水煎服。

【功效】

行气解郁。

【主治】

六郁证。胸膈痞闷，或胸胁刺痛，脘腹胀痛，嗳腐吞酸，恶心呕吐，饮食不消。

【方解】

方中香附行气疏肝，以治气郁，为君药。川芎活血行气，以治血郁；苍术燥湿运脾，以治湿郁，是为臣药。栀子清热泻火，以治火郁；神曲消食导滞，以治食郁，是为佐药。诸药合用，行气解郁，气行血活，湿祛热清，食化脾健，气、血、湿、火、食五郁自解。至于痰郁，或因气滞湿聚而生，或因饮食积滞而致，或因火邪炼液而成，今五郁得解，则痰郁自消。

配伍特点：以五药治六郁，贵在治病求本，诸法并举，重在调畅气机。

注意：痰郁多由气滞湿聚而成，若气行湿化，则痰郁亦随之而解，故方中不另用治痰之品。

【附方】

越鞠保和丸（《中华人民共和国药典》）

配方：越鞠丸加木香、槟榔。

功效：疏肝解郁，开胃消食。

主治：气食郁滞所致的胃痛。脘腹胀痛、倒饱嘈杂、纳呆食少、大便不调。

半夏厚朴汤

——出自《金匮要略》

歌诀

半夏厚朴苓苏姜，
祛痰行气是良方，
古方调理梅核气，
痰阻咽喉气不畅。

【组成】

半夏12克、茯苓12克、厚朴9克、生姜15克、苏叶6克。

半夏

茯苓

厚朴

生姜

苏叶

【用法】

水煎，分温四服，日三夜一服。

【功效】

行气化痰，降逆散结。

【主治】

痰气互结之梅核气。咽中如有物阻，咯吐不出，吞咽不下，胸膈满闷，或咳或呕，舌苔白腻，脉弦滑。

【方解】

方中厚朴行气开郁，降逆化湿；半夏化痰散结，降逆和胃，二药相伍，兼顾气滞气逆与痰湿，共为君药。茯苓渗湿健脾，以助君药化痰，为臣药。生姜宣散水气，和胃止呕，且制半夏之毒；紫苏叶行气宽胸，宣肺疏肝，同用为佐。诸药合用，共奏行气散结，降逆化痰之功。

配伍特点：全方辛苦合用，郁气得疏，痰涎得化，则痰气郁结之梅核气自除。

注意：方中多辛温苦燥之品，仅适宜于痰气互结而无热者。若见颧红口苦、舌红少苔属于气郁化火，阴伤津少者，虽具梅核气之特征，亦不宜使用本方。

金铃子散

——出自《太平圣惠方》

【组成】

川楝子、延胡索各 30 克。

川楝子　　延胡索

【用法】

上为细末，每服 9 克，酒调下。

【功效】

疏肝清热，活血止痛。

【主治】

肝郁化火证。胸腹、胁肋、脘腹诸痛，时发时止，口苦，或痛经，舌红苔黄，脉弦数。

【方解】

方中川楝子苦寒入肝，疏肝行气，清泄肝火以止痛，为君药。延胡索活血行气，功擅止痛，为臣药。二药合用，为行气活血止痛的基本结构。以酒调服，行其药势，为使药。

配伍特点： 诸药合用，疏清并举，气血通调，药简效专，用于肝火所致诸痛。

【同类常用中成药】

元胡止痛片

成分： 醋、延胡索、白芷。

性状： 糖衣片或薄膜衣片，除去包衣后，显棕褐色；气香，味苦。

功能主治： 理气，活血，止痛。适用于气滞血瘀所致的胃痛，胁痛，头痛及痛经等。

用法用量： 口服，一次4～6片，一日3次，或遵医嘱。

降气剂

苏子降气汤

—— 出自《太平惠民和剂局方》

歌诀
苏子降气半夏归，
前胡桂朴草姜随，
下虚上盛痰嗽喘，
亦有加参贵合机。

【组成】

紫苏子、半夏各9克，炙甘草6克，前胡、

厚朴6克，当归6克，肉桂各3克。

紫苏子　半夏　炙甘草　前胡　厚朴　当归　肉桂

【用法】

上为细末，每服6克，加生姜2片，枣子1个，苏叶2克，水煎服。

【功效】

降气平喘，祛痰止咳。

【主治】

上实下虚之喘咳。喘咳短气，痰多稀白，胸膈满闷，或腰痛脚弱，或呼多吸少，或肢体浮肿，舌淡，苔白滑或白腻，脉弦滑。

【方解】

方中紫苏子降气平喘，祛痰止咳，为君药。半夏燥湿化痰降逆，厚朴下气宽胸除满，前胡下气祛痰止咳，助紫苏子降气祛痰平喘之功，共为臣药。君臣相配，以治上实。肉桂温补下元，纳气平喘，以治下虚；当归既治咳逆上气，又养血补肝润燥，同肉桂以增温补下虚之效；略加生姜、苏叶以散寒宣肺，共为佐药。甘草、大枣和中调

167

药，是为佐使药。

配伍特点：诸药合用，标本兼顾，上下并治，而以治上为主，使气降痰消，则喘咳自平。

> **注意：**本方药性偏温燥，以降气祛痰为主，对于肺肾阴虚的喘咳以及肺热痰喘之证，均不宜使用。

【 **同类常用中成药** 】

固本咳喘片

成分：四君子汤加麦冬、补骨脂、五味子。

性状：薄膜衣片，除去包衣后显棕褐色；味甜、微酸、微苦、涩。

功能主治：益气固表，健脾补肾。用于脾虚痰盛、肾气不固所致的咳嗽、痰多、喘息气促、动则喘剧；慢性支气管炎见上述证候者。

用法用量：口服。一次3片，一日3次。

歌诀

定喘白果与麻黄，
款冬半夏白皮桑，
苏子黄芩甘草杏，
宣肺平喘效力彰。

定喘汤

——出自《摄生众妙方》

【组成】

白果9克、麻黄9克、苏子6克、甘草3克、款冬花9克、杏仁4.5克、桑白皮9克、黄芩4.5克、半夏9克。

白果　麻黄　苏子　甘草　款冬花　杏仁　桑白皮

黄芩　半夏

【用法】

水煎服，不拘时候，徐徐服。

【功效】

宣降肺气，清热化痰。

169

【主治】

痰热壅肺之哮喘。哮喘咳嗽，痰多质稠色黄，舌苔黄腻，脉滑数。

【方解】

桑白皮性寒主降，主入肺经，降肺气，清肺热，化痰浊，为君药。麻黄宣肺平喘，与桑白皮相配，一宣一降，以复肺气之宣肃；白果敛肺定喘，兼可化痰，与麻黄相伍，一散一收，既可加强平喘之功，又制麻黄之辛散；黄芩清泄肺热；款冬花化痰止咳，俱为臣药。半夏、紫苏子、杏仁降气化痰，止咳平喘，合君臣药，则降肺气，止咳喘之功颇著，为佐药。甘草合桑白皮、麻黄、杏仁等药以祛痰止咳，兼调和诸药，为佐使药。

配伍特点：既寓收敛于宣散之中，相反相成；又寄宣清于降肺之内，相辅相成。

注意：若新感风寒，虽恶寒发热、无汗而喘，内无痰热者；或哮喘日久，肺肾阴虚者，皆不宜使用。

旋覆代赭汤
——出自《伤寒论》

【组成】

旋覆花、甘草、半夏各 9 克，人参 6 克，大枣 12 枚，生姜 15 克，代赭石 3 克。

旋覆花　甘草　半夏　人参　大枣　生姜　代赭石

【用法】

水煎温服，日三服。

【功效】

降逆化痰，益气和胃。

【主治】

胃虚痰阻，胃气上逆证。心下痞硬，噫气不除，或见纳差、呃逆、恶心，或呕吐，舌淡，苔白滑，脉弦而虚。

【方解】

旋覆花味苦辛而性温,既消痰行水,又善降胃气而止呕逆,故重用为君药。代赭石质重而沉降,镇胃气以除噫,但味苦气寒,故用量较轻,为臣药。生姜温胃散水以消痰,降逆和中以止呕;半夏祛痰散结,降逆和胃,人参、炙甘草、大枣益脾胃,补气虚,扶助已虚之中气,俱为佐药。炙甘草调和药性,兼为使药。诸药配合,使痰浊得消,逆气得平,中虚得复,则诸症自平。

配伍特点: 降逆与消痰益胃并举,标本兼顾,但以降气治标为主。

注意:服药时以少量频服为佳,可预防服后吐出。若顽固性呕吐,服药入口即吐者,可用灶心土或芦根先煎取汁,以药汁煎其他药。

第十二节 理血剂

凡以理血药为主组成，具有消散瘀血或止血作用，治疗瘀血证或出血病证的方剂，统称为理血剂。

活血祛瘀剂

歌诀

桃核承气五般施，
甘草硝黄并桂枝，
瘀热互结少腹胀，
蓄血如狂最相宜。

桃核承气汤

——出自《伤寒论》

【组成】

桃仁、大黄各12克，桂枝、芒硝、炙甘草各6克。

桃仁　　大黄　　桂枝　　芒硝　　炙甘草

【用法】

作汤剂，除芒硝外，水煎，芒硝冲服。

【功效】

逐瘀泻热。

【主治】

瘀热互结之蓄血证。少腹急结，至夜发热，甚则烦躁谵语，神志如狂，以及血瘀经闭，痛经，舌质黯红，脉沉实而涩者。

【方解】

本方主治证属瘀热互结下焦，治当因势利导，逐瘀泻热，以祛除下焦之蓄血。

方中桃仁苦甘平，活血破瘀；大黄苦寒，下瘀泻热。二者合用，瘀热并治，共为君药。芒硝咸苦寒，泻热软坚，助大黄下瘀泻热；桂枝辛甘温，通行血脉，既助桃仁活血祛瘀，又防硝、黄寒凉凝血之弊，共为臣药。桂枝与芒硝、大黄同用，相反相成，桂枝得芒硝、大黄则温通而不助热；芒硝、大黄得桂枝则寒下又不凉遏。炙甘草护胃安中，并缓诸药之峻烈，为佐使药。诸药合用，共奏破血下瘀泻热之功。

配伍特点：活血攻下，相辅相成，寒中寓温，以防凉遏。服后"微利"，使蓄血除，瘀热清，而邪有出路，诸症自平。

注意：表证未解者，当先解表，而后用本方。因本方为破血下瘀之剂，故孕妇禁用。若产后恶露不下，也是良方。

血府逐瘀汤

——出自《医林改错》

【组成】

桃仁 12 克，红花、当归、生地黄、牛膝各 9 克，川芎、桔梗各 4.5 克，赤芍、枳壳各 6 克，柴胡 3 克，甘草 6 克。

桃仁　　红花　　当归　　生地黄　　牛膝　　川芎　　桔梗

赤芍　　枳壳　　柴胡　　甘草

【用法】

水煎服。

【功效】

活血祛瘀，行气止痛。

【主治】

胸中血瘀证。胸痛，头痛，日久不愈，痛如针刺而有定处，或呃逆日久不止，或饮水即呛，干呕，或烦闷，或心悸怔忡，失眠多梦，入暮潮热，唇黯或两目黯黑，舌质黯红，或舌有瘀斑、瘀点，脉涩或弦紧。

【方解】

方中桃仁破血行滞而润燥，红花活血祛瘀以止痛，共为君药。赤芍、川芎助君药活血祛瘀；牛膝活血通经，祛瘀止痛，引血下行，共为臣药。生地黄、当归养血益阴，清热活血；桔梗、枳壳，一升一降，宽胸行气；柴胡疏肝解郁，升达清阳，与桔梗、枳壳同用，尤善理气行滞，使气行则血行，以上均为佐药。甘草调和诸药，为使药。合而用之，使血活瘀化气行，则诸症可愈。

配伍特点：本方活血与行气相伍，既行血分瘀滞，又解气分郁结；祛瘀与养血同施，则活血而无耗血之虑，行气又无伤阴之弊；升降兼顾，既能升达清阳，又可降泄下行，使气血和调。

注意：由于方中活血祛瘀药较多，故孕妇忌用。

补阳还五汤

——出自《医林改错》

【组成】

生黄芪 120 克，当归尾 6 克，赤芍 4.5 克，地龙、川芎、红花、桃仁各 3 克。

生黄芪　当归尾　赤芍　地龙　川芎　红花　桃仁

【用法】

水煎服。

【功效】

补气，活血，通络。

【主治】

气虚血瘀之中风后遗证。半身不遂，口眼㖞斜，语言謇涩，口角流涎，小便频数或遗尿失禁，舌黯淡，苔白，脉缓无力。

【方解】

本方证以气虚为本，血瘀为标，治当以补气为主，活血通络为辅。

本方重用生黄芪，补益元气，意在气旺则血行，瘀去络通，为君药。当归尾活血通络而不伤血，用为臣药。赤芍、川芎、桃仁、红花协同当归尾以活血祛瘀，为佐药。地龙通经活络，力专善走，周行全身，配合诸药以消除络脉中的瘀血，为佐使药。诸药合用，则气旺、瘀消、络通，诸症可愈。

配伍特点：本方重用补气药与少量活血药相伍，使气旺血行以治本，祛瘀通络以治标，标本兼顾；且补气而不壅滞，活血又不伤正。

注意：使用本方需久服才能有效，愈后还应继续服用，以巩固疗效，防止复发。但若中风后半身不遂属阴虚阳亢，痰阻血瘀，见舌红苔黄、脉洪大有力者，非本方所宜。

温经汤

——出自《金匮要略》

【组成】

吴茱萸、麦冬各9克，半夏、当归、芍药、川芎、人参、桂枝、阿胶、牡丹皮、生姜、甘草各6克。

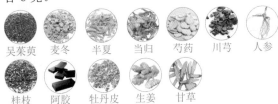

吴茱萸　麦冬　半夏　当归　芍药　川芎　人参

桂枝　阿胶　牡丹皮　生姜　甘草

【用法】

水煎服，阿胶烊冲。

【功效】

温经散寒，养血祛瘀。

【主治】

冲任虚寒，瘀血阻滞证。经血淋沥不止，

月经不调，或超前延后，或一月再行，或经停不至，傍晚发热，手心烦热，唇口干燥，小腹冷痛，舌质黯红，脉细而涩。亦治妇人宫冷不孕。

【方解】

方中吴茱萸功善祛寒行气而止痛，川芎长于活血行气而调经，共为君药。桂枝温经散寒，通利血脉；当归养血活血以调经；牡丹皮活血散瘀，兼清瘀热，同为臣药。阿胶养血止血，滋阴润燥；白芍养血柔肝，缓急止痛；麦冬养阴，并清虚热，三药合用，养血滋阴，清瘀热与虚热，并制吴茱萸、桂枝之温燥；人参、甘草益气健脾，资生化之源，俱为佐药。冲任二脉均与足阳明胃经相通，半夏、生姜和胃运脾，通降胃气，合诸活血药以协祛瘀调经之功，合补益气血药既助生化，又使补而不滞，亦为佐药。甘草尚能调和诸药，兼为使药。诸药合用，温经散寒，活血养血，使瘀血去、新血生，血脉和畅，经血自调。

配伍特点：本方中温清补消并用，但以温经补养为主；大量温补药与少量寒凉药配伍，能使全方温而不燥、刚柔相济，以成温养化瘀之剂。

注意：月经不调，属实热或无瘀血内阻者忌用；服药期间忌食生冷之品。

【同类常用中成药】

艾附暖宫丸

成分： 四物汤加艾叶、香附、吴茱萸、肉桂、黄芪、续断。

性状： 深褐色至黑色的小蜜丸或大蜜丸；气微，味甘而后苦、辛。

功能主治： 理气养血，暖宫调经。适用于血虚气滞、下焦虚寒所致的月经不调、痛经，症见行经后错、经量少、有血块、小腹疼痛、经行小腹冷痛喜热、腰膝酸痛。

用法用量： 口服。小蜜丸一次9克，大蜜丸一次1丸，一日2～3次。

桂枝茯苓丸
——出自《金匮要略》

歌诀

《金匮》桂枝茯苓丸，
桃仁芍药与牡丹，
等分为末蜜成丸，
缓消癥块胎可安。

【组成】

桂枝、茯苓、牡丹皮、白芍、桃仁各9克。

桂枝　　茯苓　　牡丹皮　　白芍　　桃仁

【用法】

上五味，末之，炼蜜和丸，每日食前服3克。

【功效】

活血化瘀，缓消癥块。

【主治】

血瘀湿滞，阻于胞宫证。妇人素有癥块，妊娠漏下不止，或胎动不安，血色紫黑晦暗，腹痛拒按，或经闭腹痛，或产后恶露不尽而腹痛拒按者，舌质紫黯或有瘀点，脉沉涩。

【方解】

方中君以桃仁活血祛瘀以消癥块。桂枝温通血脉，化气行水；茯苓利水渗湿，益气固胎，共为臣药。君臣相配，瘀湿兼顾，相辅相成，相得益彰。牡丹皮凉血活血；白芍养血益阴，使祛瘀而不伤阴血，是为佐药。使以白蜜和丸，既防诸药活血伤胎，又寓渐消缓散之意。

配伍特点：本方中温寒并用，无耗伤阴血之弊；治漏下之症，采用行血之法，"通因通用"，使癥块缓消，血行畅通，则出血得止。

注意：对妇女妊娠有瘀血癥块者，只能渐消缓散，不可峻猛攻破。原方对其用量、用法规定甚严，临床使用切当注意。

止血剂

歌诀
咳血方中诃子收，
瓜蒌海粉山栀投，
青黛蜜丸口嚼化，
咳嗽痰血服之瘳。

咳血方
——出自《丹溪心法》

【组成】

青黛、诃子各6克，瓜蒌仁、海粉、山栀子各9克。

青黛　　　诃子　　　瓜蒌仁　　　海粉　　　山栀子

【用法】

共研末为丸，每服9克；亦可作汤剂，水煎服，用量按原方比例酌定。

【功效】

清肝宁肺，凉血止血。

【主治】

肝火犯肺，热伤血络之咳血。咳嗽痰稠带血，咯吐不爽，心烦易怒，胸胁作痛，咽干口苦，颊赤便秘，舌红苔黄，脉弦数。

【方解】

方中青黛咸寒，入肝、肺二经，清肝泻火，凉血止血；山栀子苦寒，入心、肝、肺经，清热凉血，泻火除烦，炒黑可入血分而止血。两药合用，澄本清源，共为君药。火热灼津成痰，痰不清则咳不止，咳不止则血难宁，故用瓜蒌仁甘寒入肺、清热化痰、润肺止咳；海粉（现多用海浮石）清肺降火，软坚化痰，共为臣药。诃子苦涩性平，入肺与大肠经，清降敛肺，化痰止咳，用以为佐。诸药合用，共奏清肝宁肺之功，使木不刑金，肺复宣降，痰化咳平，其血自止。

配伍特点：全方寓止血于清热泻火之中，虽不专用止血药，火热得清则血不妄行，为图本之法。

注意：因本方属寒凉降泄之剂，故肺肾阴虚及脾虚便溏者，不宜使用。

小蓟饮子
——出自《玉机微义》

歌诀

小蓟饮子藕蒲黄，
木通滑石生地襄，
归草黑栀淡竹叶，
血淋热结服之良。

【组成】

生地黄、小蓟、滑石、木通、蒲黄、藕节、淡竹叶、当归、山栀子、甘草各9克。

生地黄　小蓟　滑石　木通　蒲黄　藕节　淡竹叶

当归　山栀子　甘草

【用法】

每服15克，水煎，空心服。

【功效】

凉血止血，利尿通淋。

【主治】

热结膀胱，热伤血络之血淋、尿血。尿中带血，小便频数，赤涩热痛，舌红，脉数。

【方解】

方中小蓟甘凉入血分，功擅清热凉血止血，又可利尿通淋，尤宜于尿血、血淋之症，是为君药。生地黄甘苦性寒，凉血止血，养阴清热；蒲黄、藕节助君药凉血止血，并能消瘀，共为臣药。君臣相配，使血止而不留瘀。热在下焦，宜因势利导，故以滑石、竹叶、木通清热利水通淋；栀子清泄三焦之火，导热从下焦而出；当归养血和血，引血归经，尚有防诸药寒凉滞血之功，合而为佐。使以甘草缓急止痛，和中调药。诸药合用，共成凉血止血为主，利水通淋为辅之方。

配伍特点：全方止血之中寓以化瘀，使血止而不留瘀；清利之中寓以养阴，使利水而不伤正。

注意：方中药物多属寒凉通利之品，只宜于实热证。若血淋、尿血日久兼寒或阴虚火动或气虚不摄者，均不宜使用。

第十三节 治风剂

凡以辛散祛风或息风止痉药为主组成，具有疏散外风或平息内风作用，治疗风证的方剂，统称为治风剂。

风邪为病，有外风与内风之异。外风是指邪外袭人体，留于肌表、经络、筋肉、骨节所致的病证。风从内生者，名内风，是由脏腑功能失调所致，即《素问·至真要大论》所云"诸风掉眩，皆属于肝"，其病机有热极生风、阳亢化风、阴虚风动及血虚生风等。外风宜疏散，内风宜平息，故治风剂分疏散外风剂、平息内风剂两类，使用时须辨清。

疏散外风剂性多温燥，易伤津助火，故阴津不足者当慎用。

疏散外风剂

川芎茶调散
——出自《太平惠民和剂局方》

歌诀
川芎茶调有荆防，
辛芷薄荷甘草羌，
目昏鼻塞风攻上，
偏正头痛悉能康。

【组成】

川芎12克，白芷6克，羌活6克，细辛3克，防风 4.5 克，薄荷 12 克，荆芥 12 克，甘草 6 克。

川芎　　白芷　　羌活　　细辛　　防风　　薄荷

荆芥　　甘草

【用法】

共为细末，每次 6 克，每日 2 次，饭后清茶调服；亦可作汤剂，水煎服，用量按原方比例酌减。

【功效】

疏风止痛。

【主治】

外感风邪头痛。偏正头痛，或颠顶作痛，目眩鼻塞，或恶风发热，舌苔薄白，脉浮。

【方解】

方中川芎辛温香窜，为血中气药，上行头目，为治诸经头痛之要药，善于祛风活血而止头痛，长于治少阳、厥阴经头痛，故为方中君药。薄荷、荆芥辛散上行，以助君药疏风止痛之功，并能清利头目，共为臣药。其中薄荷用量独重，以其之凉，可制诸风药之温燥，又能兼顾风为阳邪，易于化热化燥之特点。羌活、白芷疏风止痛，其中羌活长于治太阳经头痛，白芷长于治阳明经头痛；细辛散寒止痛，善治少阴经头痛；并能宣通鼻窍；防风辛散上部风邪。上述诸药，协助君、臣药以增强疏风止痛之功，共为方中佐药。甘草益气和中，调和诸药为使。服时以茶水调下，取其苦凉轻清，清上降下，既可清利头目，又能制诸风药之过于温燥与升散，使升中有降，亦为佐药之用。诸药合用，共奏疏风止痛之功。

配伍特点： 全方以辛温疏风药为主，升散之中寓有清降，疏风止痛而不温燥。

注意： 本方辛散药物较多，故凡久病气虚、血虚，或肝肾不足、阳气亢盛之头痛，则非本方所宜。

消风散

——出自《外科正宗》

【组成】

当归、生地黄、防风、蝉蜕、知母、苦参、胡麻仁、荆芥、苍术、牛蒡子、石膏各3克，甘草、木通各1.5克。

当归　　生地黄　　防风　　蝉蜕　　知母　　苦参

胡麻仁　　荆芥　　苍术　　牛蒡子　　石膏　　甘草

木通

【用法】

水煎，食远服。

190

【功效】

疏风除湿，清热养血。

【主治】

风热或风湿所致风疹、湿疹。皮肤瘙痒，疹出色红，或遍身云片斑点，抓破后渗出津水，苔白或黄，脉浮数。

【方解】

痒自风而来，止痒必先疏风，故以荆芥、防风、牛蒡子、蝉蜕疏风散邪，使风去则痒止，共为君药。石膏、知母、生地黄清热凉血，是为热邪而用；苍术祛风除湿；苦参清热燥湿，是为湿邪而设；木通渗利湿热，导热与湿从小便而去，以上俱为臣药。佐当归、胡麻仁合生地黄以养血活血，滋阴润燥。甘草清热解毒，和中调药，为佐使。合而成方，风去热清湿除，则皮肤瘙痒悉平。

配伍特点：集疏风、清热、祛湿、养血之品于一方，而以祛风为主。

注意：服药期间，应忌食辛辣、鱼腥、烟酒、浓茶等，以免影响疗效。

羚角钩藤汤

——出自《通俗伤寒论》

【组成】

羚角片 4.5 克，桑叶 6 克，贝母 12 克，鲜生地黄 15 克，双钩藤 9 克，菊花 9 克，茯神木 9 克，白芍 9 克，生甘草 2.4 克，淡竹茹 15 克。

羚角片　桑叶　贝母　鲜生地黄　双钩藤　菊花　茯神木

白芍　生甘草　淡竹茹

【用法】

水煎服，羚角片、淡竹茹先煎。

【功效】

凉肝息风，增液舒筋。

【主治】

　　肝热生风证。高热不退，烦闷躁扰，手足抽搐，甚则神昏，舌绛而干，或舌焦起刺，脉弦而数。

【方解】

　　方中羚羊角咸寒，入肝经，善于凉肝息风；钩藤甘寒，入肝经，清热平肝，息风解痉。二药合用，相得益彰，清热凉肝，息风止痉之功益著，共为君药。配伍桑叶、菊花清热平肝，以加强凉肝息风之效，用为臣药。风火相煽，最易耗阴劫液，故用鲜地黄凉血滋阴，白芍养阴泄热，柔肝舒筋，二药与甘草相伍，酸甘化阴，养阴增液，舒筋缓急，以加强息风解痉之力；邪热每多炼液为痰，故又以川贝母、鲜竹茹以清热化痰；热扰心神，以茯神木平肝宁心安神，以上俱为佐药。甘草兼调和诸药，为使药。诸药合用，共奏凉肝息风、增液舒筋之功。

　　配伍特点：全方以凉肝息风为主，配伍滋阴、化痰、安神之品，标本兼治，为凉肝息风法的代表方。

　　注意：热病后期，阴虚风动，而病属虚风者，不宜应用。

镇肝息风汤

——出自《医学衷中参西录》

【组成】

怀牛膝、生赭石各30克，生龙骨、生牡蛎、生龟板、生杭芍、玄参、天冬各15克，川楝子、生麦芽、茵陈各6克，甘草4.5克。

怀牛膝　　生赭石　　生龙骨　　生牡蛎　　生龟板　　生杭芍

   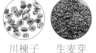

玄参　　　天冬　　　川楝子　　生麦芽　　茵陈　　　甘草

【用法】

水煎服。

【功效】

镇肝息风，滋阴潜阳。

194

【主治】

类中风。头目眩晕，目胀耳鸣，脑部热痛，面色如醉，心中烦热，或时常噫气，或肢体渐觉不利，口眼渐形㖞斜；甚或眩晕颠仆，昏不知人，移时始醒，或醒后不能复元，脉弦长有力。

【方解】

方中怀牛膝味苦性平，功善引血下行，兼益肝肾；代赭石质重而降，长于镇潜肝阳。二药相伍，潜阳降逆之功著，故重用为君。龙骨、牡蛎镇肝降逆以潜阳；龟板、白芍、玄参、天冬滋阴潜阳，兼以清热，共为臣药。肝为刚脏，性喜条达而恶抑郁，故用茵陈、川楝子、生麦芽清泄肝热，疏肝理气，以利于肝阳的平降镇潜，共为佐药。甘草调和诸药，与生麦芽相配，并能和胃安中，防重镇碍胃，为佐使药。诸药配伍，共奏镇肝息风、滋阴潜阳之功。

配伍特点：全方重用潜镇诸药，配伍滋阴、疏肝之品，共成标本兼治，而以治标为主的良方。

注意：若属气虚血瘀之风，则不宜使用本方。

第十四节 祛湿剂

凡以祛湿药为主组成，具有化湿利水、通淋泄浊等作用，治疗湿证的方剂，统称为祛湿剂。

本节方剂多由芳香温燥或甘淡渗利之药组成，易于耗伤阴津，故素体阴虚津亏、病后体弱，以及孕妇均应慎用。

化湿和胃剂

平胃散

——出自《简要济众方》

【组成】

苍术12克，厚朴9克，陈皮6克，炙甘草3克，生姜2片，大枣2枚。

苍术　　厚朴　　陈皮　　炙甘草　　生姜　　大枣

【用法】

共为细末，每服 4～6 克，姜枣煎汤送下；或作汤剂，水煎服，用量按原方比例酌减。

【功效】

燥湿运脾，行气和胃。

【主治】

湿滞脾胃证。脘腹胀满，不思饮食，口淡无味，恶心呕吐，嗳气吞酸，肢体沉重，怠惰嗜卧，常多自利，舌苔白腻而厚，脉缓。

【方解】

方中以苍术为君药，以其辛香苦温，入中焦能燥湿健脾，使湿去则脾运有权，脾健则湿邪得化。湿邪阻碍气机，且气行则湿化，故方中臣以厚朴，本品芳化苦燥，长于行气除满，且可化湿。与苍术相伍，行气以除湿，燥湿以运脾，使滞气得行，湿浊得去。陈皮为佐，理气和胃，燥湿醒脾，以助苍术、厚朴之力。使以甘草，调和诸药，且能益气健脾和中。煎加生姜、大枣，以生姜温散水湿且能和胃降逆，大枣补脾益气以裹助甘草培土制水之功,生姜、大枣相合尚能调和脾胃。

197

配伍特点：本方燥湿与行气并用，以燥湿为主。燥湿以健脾，行气以祛湿，使湿去脾健，气机调畅，脾胃自和。

注意：因本方辛苦温燥，阴虚气滞，脾胃虚弱者，不宜使用。

【 同类常用中成药 】

舒肝平胃丸

成分：平胃散加枳壳、槟榔、半夏。

性状：赭红色的水丸，除去包衣后显黄褐色；味辛，微甜。

功能主治：舒肝和胃，化湿导滞。用于肝胃不和，湿浊中阻所致的胸胁胀满，胃脘痞塞疼痛，嘈杂嗳气，呕吐酸水，大便不调。

用法用量：口服，一次4.5克，一日2次。

藿香正气散

——出自《太平惠民和剂局方》

【组成】

藿香90克，大腹皮、白芷、紫苏、茯苓各30克，半夏曲、白术、陈皮、厚朴、桔梗各60克，甘草75克。

藿香　大腹皮　白芷　紫苏　茯苓　半夏曲　白术

陈皮　厚朴　桔梗　甘草

【用法】

上为细末，每服6克，生姜、大枣煎汤送服。

【功效】

解表化湿，理气和中。

【主治】

外感风寒，内伤湿滞证。霍乱吐泻，恶寒

199

发热，头痛，胸膈满闷，脘腹疼痛，恶心呕吐，肠鸣泄泻，舌苔白腻，脉浮或濡缓。并治山岚瘴疟、水土不服等。

【方解】

方中藿香为君，既以其辛温之性而解在表之风寒，又取其芳香之气而化在里之湿浊，且可辟秽和中而止呕，为治霍乱吐泻之要药。半夏曲、陈皮理气燥湿，和胃降逆以止呕；白术、茯苓健脾运湿以止泻，共助藿香内化湿浊而止吐泻，俱为臣药。湿浊中阻，气机不畅，故佐以大腹皮、厚朴行气化湿，畅中行滞，且寓气行则湿化之义；紫苏、白芷辛温发散，助藿香外散风寒，紫苏尚可醒脾宽中，行气止呕，白芷兼能燥湿化浊；桔梗宣肺利膈，既益解表，又助化湿，同为佐药。使以甘草调和药性，并协生姜、大枣以和中。煎用生姜、大枣，内调脾胃，外和营卫。

配伍特点： 本方外散风寒与内化湿滞相伍，健脾利湿与理气和胃共施，使风寒外散，湿浊内化，气机通畅，脾胃调和，清升浊降，则霍乱自除。

注意： 本方重在化湿和胃，解表散寒之力较弱，故服后宜温覆以助解表。湿热霍乱之吐泻，则非本方所宜。

清热祛湿剂

茵陈蒿汤

——出自《伤寒论》

【组成】

茵陈 18 克，栀子 12 克，大黄 6 克。

茵陈　　　栀子　　　大黄

【用法】

水煎服，先煮茵陈。

【功效】

清热，利湿，退黄。

【主治】

湿热黄疸。一身面目俱黄，黄色鲜明，口渴欲饮，腹微满，小便短赤，大便不爽或秘结，舌红，苔黄腻，脉滑数或沉实。

【方解】

方中重用茵陈为君药，本品苦泄下降，善能清热利湿，为治黄疸要药。臣以栀子清热降火，通利三焦，助茵陈引湿热从小便而去。佐以大黄泻热逐瘀，通利大便，导瘀热从大便而下。

配伍特点： 本方利湿与泄热并进，通利二便，前后分消。

注意： 寒湿内阻之阴黄不宜。

八正散

——出自《太平惠民和剂局方》

歌诀

八正木通与车前，
萹蓄大黄滑石研，
草梢瞿麦兼栀子，
湿热诸淋宜水煎。

【组成】

木通、滑石、车前子、瞿麦、萹蓄、栀子、炙甘草、大黄各 500 克。

木通　　滑石　　车前子　　瞿麦　　萹蓄　　栀子

炙甘草　　大黄

【用法】

上为散，每服 6 ～ 9 克，灯心草煎汤送服，小儿用量根据病情酌定。

【功效】

清热泻火，利水通淋。

【主治】

湿热淋证。尿频尿急，尿时涩痛，淋沥不畅，尿色浑赤，甚则癃闭不通，小腹急满，口燥咽干，舌苔黄腻，脉滑数。

【方解】

方中滑石善滑利窍道，清热渗湿，利水通淋；木通上清心火，下利湿热，共为君药。臣以木通、萹蓄、瞿麦、车前子，共资君药清热利水通淋之功。佐以栀子清泄三焦湿热；大黄通腑泻热，使湿热从大便而去。炙甘草调和诸药，兼能缓急止痛，是为佐使之用。煎加灯心草以协利水通淋之力。

配伍特点：本方集大队寒凉降泄之品，泻火与利湿合用，利尿与通腑并行，诸药合用，共成清热泻火，利水通淋之剂。

注意：孕妇及虚寒病者忌用。

三仁汤
——出自《温病条辨》

歌诀
三仁杏蔻薏苡仁，
朴夏通草滑竹存，
宣畅气机清湿热，
湿瘟初起方法准。

【组成】

滑石、薏苡仁各 18 克，杏仁、半夏各 15 克，白通草、白蔻仁、竹叶、厚朴各 6 克。

滑石

薏苡仁

杏仁

半夏

白通草

白蔻仁

竹叶

厚朴

【用法】

水煎服。

【功效】

宣畅气机，清利湿热。

【主治】

湿温初起之湿重于热证。头痛恶寒，身重疼痛，肢体倦怠，面色淡黄，胸闷不饥，午后身热，苔白不渴，脉弦细而濡。

【方解】

方中杏仁宣利上焦肺气，气行则湿化；白蔻仁芳香化湿，行气宽中，畅中焦之脾气；薏苡仁甘淡性寒，渗湿利水而健脾，使湿热从下焦而去。三仁合用，三焦分消，是为君药。滑石、通草、竹叶甘寒淡渗，加强君药利湿清热之功，是为臣药。半夏、厚朴行气化湿，散结除满，是为佐药。诸药合用，使三焦湿热上下分消，气行湿化，热清暑解，水道通利，则湿温可除。

配伍特点：本方宣上、畅中、渗下，从三焦分消湿热病邪。

注意：舌苔黄腻，热重于湿者则不宜使用。

藿朴夏苓汤（《感证辑要》）

配方： 三仁汤去竹叶、滑石，加藿香、淡豆豉、赤苓、猪苓、泽泻。

功效： 化湿解表。

主治： 湿温初起。身热恶寒，肢体倦怠，胸闷口腻，舌苔薄白，脉濡缓。

二妙散
——出自《丹溪心法》

歌诀

二妙散中苍柏煎，
若云三妙牛膝添，
再加苡仁名四妙，
湿热下注痿痹痊。

【组成】

黄柏、苍术各 15 克。

黄柏　　　苍术

【用法】

上二味为末，沸汤，入姜汁调服。

【功效】

清热燥湿。

【主治】

湿热下注证。筋骨疼痛，或两足痿软，或足膝红肿疼痛，或湿热带下，或下部湿疮、湿疹，小便短赤，舌苔黄腻者。

【方解】

方中黄柏为君，取其苦以燥湿，寒以清热，是清下焦湿热之要药。苍术为臣，辛香苦燥，长于燥湿健脾。入姜汁调服，取其辛散以助祛湿。三药相伍，清热燥湿，标本同治。

配伍特点：黄柏和苍术二药配伍，阴阳相济，寒温协调，共成清热燥湿、标本兼顾之法。

【附方】

三妙丸（《医学正传》）

配方：二妙散加牛膝。

功效：清热利湿，消肿止痛。

主治：湿热下注之痿痹。两脚麻木或肿痛，或如火烙之热，痿软无力，或下部湿疮、湿疹、带下。

四妙丸（《成方便读》）

配方： 三妙丸加薏苡仁。

功效： 清热利湿，舒筋壮骨。

主治： 湿热下注之痿痹。两脚麻木，下肢痿弱，筋骨疼痛，足胫湿疹痒痛，或湿热脚气水肿。

利水渗湿剂

五苓散

——出自《伤寒论》

【组成】

猪苓 9 克，泽泻 15 克，白术、茯苓各 9 克，桂枝 6 克。

猪苓　　泽泻　　白术　　茯苓　　桂枝

【用法】

散剂，每服 6～10 克，多饮热水，取微汗；亦可汤剂，水煎服，温服取微汗，用量按原方比例酌定。

【功效】

利水渗湿，温阳化气。

【主治】

①蓄水证。小便不利，头痛发热，烦渴欲饮，甚则水入即吐，舌苔白，脉浮。

②痰饮。脐下动悸，吐涎沫而头眩，或短气而咳者。

③水湿内停证。水肿，泄泻，小便不利等。

【方解】

方中重用泽泻为君，其甘淡性寒，直达肾与膀胱，利水渗湿。臣以茯苓、猪苓之淡渗，增强利水渗湿之力。佐以白术健脾而运化水湿，转输精津，使水精四布。桂枝为佐，一药二用，既外解太阳之表，又内助膀胱温阳化气，故可助利小便之功。

配伍特点：本方运用利水渗湿、化气解表之药，使表邪得解，脾气健运，则蓄水留饮诸症自除。

注意：湿热者忌用。

【 附方 】

春泽汤（《世医得效方》）

配方：五苓散去桂枝，加人参。

功效：益气健脾，利水渗湿。

主治：伤暑泄泻，泄定人渴，小便不利。

胃苓汤（《世医得效方》）

配方：五苓散合平胃散加紫苏、乌梅。

功效：祛湿和胃，行气利水。

主治：脾胃伤冷，水谷不分，泄泻如水，以及水肿，腹胀，小便不利者。

防己黄芪汤

——出自《金匮要略》

歌诀

《金匮》防己黄芪汤，
白术甘草枣生姜，
益气祛风行水良，
表虚风水风湿康。

【组成】

防己12克，黄芪15克，甘草6克，白术9克。

防己　　　黄芪　　　甘草　　　白术

【用法】

加生姜、大枣，水煎服，用量按原方比例酌定。

【功效】

益气祛风，健脾利水。

【主治】

表虚之风水或风湿。汗出恶风，身重或肿，或肢节疼痛，小便不利，舌淡苔白，脉浮。

【方解】

方中以防己、黄芪共为君药，防己祛风行水，

211

黄芪益气固表，兼可利水，两者相合，祛风除湿而不伤正，益气固表而不恋邪，使风湿俱去，表虚得固。白术补气健脾祛湿，既助防己祛湿行水之功，又增黄芪益气固表之力，为臣药。佐入生姜、大枣调和营卫。甘草和中，兼可调和诸药，是为佐使之用。

配伍特点：本方祛风与除湿健脾并用，扶正与祛邪兼顾，使风湿俱去，诸症自除。

注意：若水湿壅盛肿甚者，非本方所宜。

温化寒湿剂

苓桂术甘汤
——出自《金匮要略》

【组成】

茯苓12克，桂枝9克，白术9克、炙甘草6克。

茯苓　　　桂枝　　　白术　　　炙甘草

【用法】

水煎服。

【功效】

温阳化饮，健脾利湿。

【主治】

中阳不足之痰饮。胸胁支满，目眩心悸，短气而咳，舌苔白滑，脉弦滑。

【方解】

本方重用茯苓为君，其性甘淡，健脾利水，渗湿化饮，既能消除已聚之痰饮，又善平饮邪之上逆。桂枝为臣，功能温阳化气，平冲降逆。茯苓、桂枝相合为温阳化气，利水平冲之常用配伍。白术为佐，功能健脾燥湿，茯苓、白术相须，为健脾祛湿的常用配伍，在此体现了治生痰之源以治本之意；桂枝、白术同用，也是温阳健脾的常用配伍。炙甘草用于本方，其用有三：一可合桂枝以辛甘化阳，以襄助温补中阳之力；二可合白术益气健脾，崇土以利制水；三可调和诸药，功兼佐使之用。

　　配伍特点：本方四药合用，温阳健脾以助化饮，淡渗利湿以平冲逆，全方温而不燥，利而不峻，标本兼顾。

　　注意：若饮邪化热，咳痰黏稠者，非本方所宜。

【 同类常用中成药 】

苓桂咳喘宁胶囊

　　成分：苓桂术甘汤加陈皮、苦杏仁、桔梗、半夏、龙骨、牡蛎、生姜、大枣。

　　性状：胶囊剂，内容物为棕褐色的粉末；气微香，味辛，微苦。

　　功能主治：温肺化饮，止咳平喘。主治外感风寒，痰湿阻肺，症见咳嗽痰多，喘息胸闷气短等。

　　用法用量：口服。一次 5 粒，一日 3 次。

真武汤

——出自《伤寒论》

歌诀

真武汤壮肾中阳，
苓术与芍附子姜，
脾肾阳虚水气泛，
悸眩瞤惕保安康。

【组成】

茯苓、芍药、生姜、炮附子各9克，白术6克。

茯苓　　　芍药　　　生姜　　　炮附子　　　白术

【用法】

水煎服。

【功效】

温阳利水。

【主治】

①脾肾阳虚，水气内停证。畏寒肢冷，小便不利，四肢沉重疼痛，或头目眩晕，心悸，或浮肿，腹痛下利，或咳喘呕逆，舌质淡胖，边有齿痕，舌苔白滑，脉沉细。

②太阳病发汗太过,阳虚水泛证。汗出不解,其人仍发热,心下悸,头眩,身𥆧动,振振欲擗地。

【方解】

方以大辛大热之附子为君,温肾助阳,兼暖脾土。臣以茯苓健脾利水;生姜合附子温里祛寒,合茯苓宣散水气。佐以白术健脾燥湿;白芍利小便,益阴缓急而止痛,并防附子燥热伤阴。诸药合用,温脾肾以助阳气,利小便以祛水邪。

配伍特点:主以温阳利水,佐以酸敛益阴,温阳利水而不伤阴。

注意:湿热雍盛者非本方所宜。

祛湿化浊剂

完带汤

——出自《傅青主女科》

歌诀

完带汤中二术陈，
车前甘草和人参，
柴芍怀山黑芥穗，
化湿止带此方珍。

【组成】

白术、山药各30克，人参6克，白芍15克，车前子9克，苍术9克，甘草3克，陈皮2克，黑芥穗2克，柴胡2克。

白术　　山药　　人参　　白芍　车前子　苍术　　甘草

陈皮　　黑芥穗　　柴胡

【用法】

水煎服。

【功效】

补脾疏肝，祛湿止带。

217

【主治】

脾虚肝郁，湿浊带下证。带下色白，清稀如涕，面色㿠白，倦怠便溏，舌淡苔白，脉缓或濡弱。

【方解】

方中重用白术、山药益气补脾，白术善健脾燥湿，山药兼能固涩止带，共为君药。人参补中益气，苍术燥湿运脾，白芍养血柔肝，同为臣药。车前子渗利湿浊；柴胡、黑芥穗之辛散，得白术、人参则升发脾胃清阳，配白芍则疏肝解郁；陈皮行气和中，既可使气行则湿化，又能使诸药补而不滞，皆为佐药。甘草益气调药，为佐使药。

配伍特点：肝脾同治，补脾为要；寓补于散，寄消于升；标本兼顾，治本为主。

注意：本方是傅青主女科的重要方剂，在妇科临床应用广泛，近年亦取其补健脾补元之功，用于其他病症治疗，适用于以脾肾两虚为主的带下病症，如属湿热带下，色黄或赤白、稠黏臭秽、苔黄脉弦者，非本方所宜。

祛风胜湿剂

羌活胜湿汤
—— 出自《脾胃论》

歌诀
羌活胜湿独防风，
蔓荆藁本草川芎，
祛风胜湿止痛良，
善治周身风湿痛。

【组成】

羌活、独活各 6 克，藁本、防风、炙甘草各 3 克，蔓荆子 2 克、川芎 1.5 克。

羌活　独活　藁本　防风　炙甘草　蔓荆子　川芎

【用法】

水煎服，食后温服。

【功效】

祛风胜湿止痛。

【主治】

风湿在表之痹证。肩背痛不可回顾，头痛身重，或腰脊疼痛，难以转侧，苔白，脉浮。

【方解】

方中羌活、独活共为君药，二者皆为辛苦温燥之品，其辛散祛风，味苦燥湿，性温散寒。其中羌活善祛上部风湿，独活善祛下部风湿，两药相合，能散一身上下之风湿，通利关节而止痹痛。臣以防风、藁本，入太阳经，祛风胜湿，且善止头痛。佐以川芎活血行气，祛风止痛；蔓荆子祛风止痛，清利头目。使以甘草调和诸药。

配伍特点：本方以辛苦温散之品为主组方，共奏祛风胜湿之效，使客于肌表之风湿随汗而解。

注意：风湿在里者不宜用。

独活寄生汤

——出自《备急千金要方》

【组成】

独活9克，杜仲、细辛、牛膝、秦艽、桑寄生、茯苓、防风、肉桂心、川芎、人参、甘草、当归、芍药、干地黄各6克。

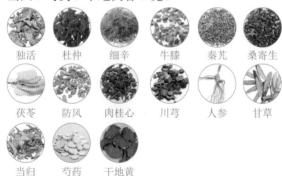

独活　　杜仲　　细辛　　牛膝　　秦艽　　桑寄生

茯苓　　防风　　肉桂心　　川芎　　人参　　甘草

当归　　芍药　　干地黄

【用法】

水煎服。

【功效】

祛风湿，止痹痛，益肝肾，补气血。

221

【主治】

痹证日久，肝肾两虚，气血不足证。腰膝疼痛、痿软，肢节屈伸不利，或麻木不仁，畏寒喜温，心悸气短，舌淡苔白，脉细弱。

【方解】

方中重用辛苦微温之独活为君，善治伏风，除久痹，性善下行，祛下焦与筋骨间的风寒湿邪。臣以细辛、防风、秦艽、桂心，细辛入少阴肾经，祛阴经之风寒湿邪，除经络留湿；秦艽祛风湿，舒筋络而利关节；肉桂温经散寒，通利血脉；防风祛风胜湿，君臣相伍，共祛风寒湿邪。桑寄生、杜仲、牛膝以补益肝肾而强壮筋骨，且桑寄生兼可祛风湿，牛膝尚能活血以通利肢节筋脉；当归、川芎、地黄、白芍养血和血；人参、茯苓、甘草健脾益气，皆为佐药；以上诸药合用，具有补肝肾、益气血之功。且白芍与甘草相合，尚能柔肝缓急，以助舒筋。甘草调和诸药，兼使药之用。全方合用，共奏祛风胜湿之功。

配伍特点：本方以祛风寒湿邪为主，辅以补肝肾、益气血之品，寓"治风先治血，血行风自灭"之意，邪正兼顾，祛邪不伤正，扶正不留邪。

注意：痹证之属湿热实证者忌用。

第十五节 祛痰剂

凡以祛痰药为主组成，具有消除痰饮作用，治疗痰证的方剂，统称为祛痰剂。

使用祛痰剂须注意：一要辨明痰证性质，选择适宜方剂。二要辨清病情的标本缓急，有咯血倾向或痰黏难咳者，不宜使用温燥之剂；表邪未解或痰多者，慎用甘润之品，以防壅滞留邪。

燥湿化痰剂

二陈汤

——出自《太平惠民和剂局方》

歌诀

二陈汤用半夏陈，
益以茯苓甘草品，
理气和中兼燥湿，
一切痰饮此方珍。

【组成】

半夏、橘红各15克，茯苓9克，炙甘草4.5克。

半夏

橘红

茯苓

炙甘草

【用法】

上药为粗末，每服 12 克，加生姜 7 片，乌梅 1 个，水煎温服。

【功效】

燥湿化痰，理气和中。

【主治】

湿痰证。咳嗽痰多，色白易咳，恶心呕吐，胸膈痞闷，肢体困重，或头眩心悸，舌苔白腻，脉滑。

【方解】

方中半夏性燥，燥湿化痰，和胃降逆，为君药。橘红为臣，既可理气行滞，又能燥湿化痰。君臣相配，相辅相成，增强燥湿化痰之力，而且体现"治痰先理气，气顺则痰消"之意。佐以茯苓，渗湿以利化痰，健脾以除生痰之源。生姜助半夏化痰降浊、和胃止呕，又制半夏之毒；乌梅收敛肺气，与半夏、橘红相伍，散中兼收，防其燥散伤正之虞，均为佐药。以甘草为使药，健脾和中，调和诸药。诸药配伍，以奏燥湿化痰，理气和中之效。

配伍特点：本方诸药散收相合，标本兼顾，

燥湿理气祛已生之痰，健脾渗湿杜生痰之源。

注意：因本方性燥，故燥痰者慎用；吐血、消渴、阴虚、血虚者忌用本方。

【附方】

导痰汤（《传信适用方》）

配方：二陈汤去炙甘草、乌梅，加枳实、天南星。

功效：燥湿祛痰，行气开郁。

主治：痰厥证。头目眩晕，或痰饮壅盛，胸膈痞塞，胁肋胀满，头痛呕逆，喘急痰嗽，涕唾稠黏，舌苔厚腻，脉滑。

金水六君煎（《景岳全书》）

配方：二陈汤去乌梅，加熟地黄、当归。

功效：滋养肺肾，祛湿化痰。

主治：肺肾阴虚，湿痰内盛证。咳嗽呕恶，喘急痰多，痰带咸味，乏力腰酸，舌苔白润，脉滑无力。

清气化痰丸

——出自《医方考》

歌诀

清气化痰胆星蒌,

夏芩杏陈枳实投,

茯苓姜汁糊丸服,

气顺火清痰热消。

【组成】

陈皮、杏仁、枳实、黄芩、瓜蒌仁、茯苓各30克,胆南星、半夏各45克。

陈皮　　杏仁　　枳实　　黄芩　　瓜蒌仁　茯苓　　胆南星

半夏

【用法】

上药为细粉,姜汁为丸,温开水送下,每服6～9克,一日2次,小儿酌减;亦可作汤剂,加生姜水煎服,用量按原方比例酌减。

【功效】

清热化痰,理气止咳。

226

【主治】

痰热咳嗽。咳嗽气喘，咳痰黄稠，胸膈痞闷，甚则气急呕恶，烦躁不宁，舌质红，苔黄腻，脉滑数。

【方解】

方中胆南星功善清热化痰，为君药。瓜蒌仁清热化痰；半夏燥湿化痰，降逆止呕；黄芩清泻肺火，共助君药清肺化痰之力，为臣药。陈皮、枳实行气消痰，和胃降逆；脾为生痰之源，肺为贮痰之器，故用茯苓渗湿健脾，杏仁降利肺气，同为佐药。姜汁为丸，既助祛痰降逆之力，又制半夏之毒。

配伍特点：本方清热与燥湿药共用，使肺热得清，痰热得化，气机得畅，诸证平悉。

注意：寒痰者不宜。

【同类常用中成药】

清肺化痰丸

成分：清气化痰丸加麻黄、桔梗、苏子、川贝母、莱菔子、款冬花、甘草。

性状：棕褐色至黑褐色的水蜜丸；味甜、苦、微麻。

功能主治： 降气化痰，止咳平喘。用于肺热咳嗽，痰多气喘，痰涎壅盛，肺气不畅。

用法用量： 口服，一次1袋（6克），一日2次。

润燥化痰剂

贝母瓜蒌散
—— 出自《医学心悟》

歌诀

贝母瓜蒌散茯苓，
花粉桔梗共橘红，
肺燥有痰咳难出，
理气化痰此方应。

【组成】

贝母9克，瓜蒌6克，天花粉、茯苓、橘红、桔梗各5克。

贝母　　瓜蒌　　天花粉　　茯苓　　橘红　　桔梗

【用法】

水煎服。

【功效】

润肺清热，理气化痰。

【主治】

燥痰咳嗽。咳嗽少痰，涩而难出，咽喉干燥涩痛，甚则咳呛气急，声嘶，舌质红，苔白或黄而干，脉数。

【方解】

方中君以贝母清热润肺，化痰止咳。臣以瓜蒌清化热痰，润燥止咳，并利气宽胸，与贝母相须为用，是为润肺清热化痰的常用组合；天花粉清热生津，协贝母润肺之力。橘红行气化痰；茯苓健脾渗湿；桔梗宣利肺气，化痰止咳，均为佐药。合而成方，则肺得清润而燥痰自化，宣降有权而咳逆自平。

配伍特点：本方清润与宣化并用，肺脾同调，以润肺化痰为主，肺热得清，痰邪得化，肺气得平，病证得除。

注意：对于肺肾阴虚，虚火上炎之咳嗽，则非所宜。

【同类常用中成药】

小儿止嗽糖浆

成分：贝母瓜蒌散去茯苓、橘红，加玄参、麦冬、胆南星、杏仁水、槟榔、竹茹、桑白皮、甘草、紫苏子、知母、紫苏叶油。

性状：深棕色的澄清液体；气香，味甜、微苦。

功能主治：润肺清热，止咳化痰。用于小儿痰热内蕴引起的发热、咳嗽黄痰、咳吐不爽，口干舌燥，腹满便秘，久咳痰盛。

用法用量：口服，一次10毫升，一日2次；周岁以内酌减。

温化寒痰剂

三子养亲汤

——出自《韩氏医通》

歌诀

三子养亲祛痰方，
芥苏莱菔共煎汤，
大便实硬加熟蜜，
冬寒更可加生姜。

【组成】

紫苏子、白芥子、莱菔子各3克。

紫苏子　　白芥子　　莱菔子

【用法】

三药微炒，捣碎，布包微煮，频服。

【功效】

温肺化痰，降气消食。

【主治】

寒痰食滞，肺气上逆证。咳嗽气喘，痰多胸痞，食少难消，舌苔白腻，脉滑。

【方解】

方中白芥子温肺化痰，利气宽胸；紫苏子降气化痰，止咳平喘；莱菔子消食导滞，行气祛痰。三药性温，皆可治寒痰，且白芥子去痰之力强，苏子降气之功较著，莱菔子消食之功尤佳，合用使痰消食化，气顺而咳喘平复。临证根据痰壅、气逆、食滞三者轻重而酌定君药之量，余者减量为佐臣之属。

配伍特点： 化痰、理气、消食三法并用，重在祛痰。

注意： 本方性偏辛散温燥，易伤正气，不宜久服。

治风化痰剂

半夏白术天麻汤

——出自《医学心悟》

歌诀

半夏白术天麻汤，
苓草橘红大枣姜，
眩晕头痛风痰盛，
痰化风息便安常。

【组成】

半夏9克，天麻、茯苓、橘红各6克，白术18克，甘草3克。

半夏　天麻　茯苓　橘红　白术　甘草

【用法】

加生姜1片，大枣2枚，水煎服。

【功效】

化痰息风，健脾祛湿。

【主治】

风痰上扰证。眩晕头痛，胸膈痞闷，痰多呕恶，舌苔白腻，脉弦滑。

【方解】

方中天麻平肝息风，利清窍，止眩晕；半夏燥湿化痰，降逆止呕；两者合用，为治风痰眩晕头痛之要药，共为君药。茯苓渗湿健脾，白术健脾燥湿，杜绝生痰之源，共为臣药；佐以橘红理气化痰，脾气顺则痰消，助天麻理肝气，止风动。使以甘草和中调药；煎加生姜、大枣调和脾胃，生姜兼制半夏之毒。

配伍特点：本方风痰并治，标本兼顾，以化痰息风为主，健脾祛湿为辅。

注意：阴虚阳亢，气血不足所致之眩晕，不宜使用。

第十六节 消食剂

凡以消食药为主组成，具有消食化积，健脾和胃等作用，治疗食积症的方剂，统称为消食剂。

消食剂作用虽较和缓，但仍属攻削克伐之品，不宜长期使用，以免耗损正气，对纯虚无实之证应禁用。

消食化滞剂

保和丸
——出自《丹溪心法》

歌诀

保和山楂莱菔曲，
夏陈茯苓连翘取，
炊饼为丸白汤下，
消食和胃效堪夸。

【组成】

山楂180克，神曲60克，陈皮、连翘、莱菔子各30克，半夏、茯苓各90克。

山楂　　神曲　　陈皮　　连翘　　莱菔子　　半夏　　茯苓

【用法】

共为末，水泛为丸，每服 6 ～ 9 克，温开水送下。亦可作汤剂，水煎服，用量按原方比例酌减。

【功效】

消食化滞，理气和胃。

【主治】

食滞胃脘证。胸脘痞满胀痛，嗳腐吞酸，恶食呕逆，或大便泄泻，舌苔厚腻，脉滑。

【方解】

方中重用山楂，能消一切饮食积滞，尤善消肉食之积，为君药。神曲消食健脾，善化酒食油腻之积；莱菔子下气消食祛痰，消谷面蔬菜之积，为臣药。饮食积滞，浊气易上逆，佐以半夏以降逆燥湿，醒胃止呕；陈皮理气化湿；茯苓益气健脾，渗湿止泻；饮食积滞，易生内湿而化热，以连翘清热散结，共为佐药。本方诸药配伍共奏消食和胃、清热祛湿之效，使食积得化，胃气得和，诸证悉除。

配伍特点：消食之中兼以行气理脾，以消为主。

注意：本方属攻伐之剂，故不宜久服。

枳实导滞丸

——出自《内外伤辨惑论》

【组成】

大黄 30 克、枳实 15 克、神曲 15 克、茯苓 9 克、黄芩 9 克、黄连 9 克、白术 9 克、泽泻 6 克。

大黄

枳实

神曲

茯苓

黄芩

黄连

白术

泽泻

【用法】

共为细末，水泛小丸，每服 6～9 克，温开水行下，每日 2 次。亦可作汤剂，水煎服。

【功效】

消导化积，清热利湿。

236

【主治】

湿热食积证。胸脘胀痛，下痢泄泻，或大便秘结，小便短赤，舌苔黄腻，脉沉有力。

【方解】

方中以苦寒之大黄为君，攻积泻热，使积热从大便而下。枳实苦辛微寒，行气消积，除脘腹之胀满，为臣。佐以苦寒之黄连、黄芩清热燥湿，又可厚肠止泻；茯苓、泽泻性甘淡，利水渗湿；白术甘苦性温，使攻积而不伤正；神曲甘辛性温，消食化滞，使食消则脾胃和。诸药相合，积去食消，湿去热清，诸证自解。

配伍特点：本方乃"消"与"下"并用之剂，用于泄泻、下痢，亦属"通因通用"之法，使湿热自除。

注意：泄泻无积滞者及孕妇均不宜用。

健脾消食剂

健脾丸

——出自《证治准绳》

歌诀

健脾术苓甘草陈，

肉蔻香连合砂仁，

楂肉山药曲麦炒，

消补兼施用人参。

【组成】

炒白术 75 克、白茯苓 60 克，木香、酒制黄连、甘草各 22 克，人参 45 克，神曲、陈皮、砂仁、麦芽、山楂肉、山药、肉豆蔻各 30 克。

炒白术　白茯苓　木香　酒制黄连　甘草　人参　神曲

陈皮　砂仁　麦芽　山楂肉　山药　肉豆蔻

【用法】

共为细末，糊丸或水泛小丸，每服 6 ～ 9 克，温开水送下，每日 2 次。亦可作汤剂，水煎服。

【功效】

健脾和胃，消食止泻。

238

【主治】

脾虚食积证。食少难消，脘腹痞满，大便溏薄，倦怠乏力，苔腻微黄，脉虚弱。

【方解】

方中人参、白术、茯苓益气健脾，复中焦健运之职，共为君药。山楂、神曲、麦芽消食和胃，除已停之积；木香、砂仁、陈皮理气开胃，醒脾化湿，且使全方补而不滞，同为臣药。山药、肉豆蔻补脾固肠止泻，黄连清热燥湿，俱为佐药。甘草补中和药，是为佐使之用。诸药共用，使脾健、食消、气畅、热清、湿化。

配伍特点：本方补气健脾药与消食行气药并用，消补兼施，补重于消。

注意：实热积滞者不宜。

第十七节 驱虫剂

凡以驱虫药物为主组成，具有驱杀人体内寄生虫的作用，用治人体寄生虫病的方剂，统称驱虫剂。

乌梅丸
——出自《伤寒论》

歌诀

乌梅丸用细辛桂，

黄连黄柏及当归，

人参椒姜加附子，

温肠清热又安蛔。

【组成】

乌梅 300 枚，细辛 180 克，干姜 300 克，黄连 480 克，当归 120 克，附子 180 克，蜀椒 120 克，桂枝 180 克，人参 180 克，黄柏 180 克，蜜适量。

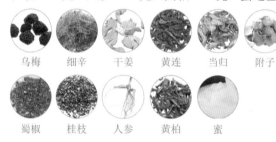

乌梅　细辛　干姜　黄连　当归　附子

蜀椒　桂枝　人参　黄柏　蜜

【用法】

乌梅用 50% 醋浸一宿，去核捣烂，和入余药捣匀，烘干或晒干，研末，加蜜制丸，每服 9 克，日服 2～3 次，空腹温开水送下；亦可作汤剂，水煎服，用量按原方比例酌减。

【功效】

温脏驱蛔。

【主治】

脏寒蛔厥证。脘腹阵痛，手足厥冷，烦闷呕吐，时发时止，得食则吐，甚至吐蛔；或久痢不止，反胃呕吐，脉沉细或弦紧。

【方解】

本方重用乌梅，取其酸能安蛔，使蛔静则痛止，为君药。肠寒易使蛔虫躁动，蜀椒、细辛，药性辛温，温可驱寒，共为臣药。黄连、黄柏药性苦寒，苦能下蛔，寒能清解气机逆乱所生之热；附子、桂枝、干姜皆为辛热之品，既可增强温脏驱寒之功，亦有辛可制蛔之力；当归、人参补养气血，且合桂枝以养血通脉，以解四肢厥冷，均为佐药。合蜜为丸，甘缓和中，为使药。诸药合用，共奏温脏驱蛔之功。

配伍特点：本方酸苦辛之品并进，使蛔虫"得酸则静，得辛则伏，得苦则下"；寒热并用，邪正兼顾。

注意：孕妇不宜用，禁生冷、滑物、臭食等。

第十八节 涌吐剂

凡以涌吐药物为主配伍组成，具有涌吐痰涎、宿食、胃中毒物等作用，以治疗痰厥、食积、误食毒物等证的方剂，统称为涌吐剂。

瓜蒂散

——出自《伤寒论》

歌诀

瓜蒂散中赤小豆，
豆豉汁调酸苦凑，
逐邪涌吐功最捷，
胸脘痰食服之瘥。

【组成】

瓜蒂、赤小豆各 3 克。

瓜蒂　　　赤小豆

【用法】

将二药研细末和匀，每服 1～3 克，用香豉 9 克煎汤送服。不吐者，用洁净翎毛探喉取吐。

【功效】

涌吐痰涎宿食。

【主治】

痰涎宿食壅滞胸腹证。胸中痞硬，烦懊不安，欲吐不出，气上冲咽喉不得息，寸脉微浮者。

【方解】

方中瓜蒂味苦，善于涌吐痰涎宿食，为君药。赤小豆味酸平，能祛湿除烦满，为臣药，与瓜蒂配合，有酸苦涌吐之功；香豉轻清宣泄，煎汁送服，取其轻清宣泄之性，以增强涌吐的作用，又可安中护胃，使在快吐之中兼顾护胃气。本方诸药合用，涌吐痰涎宿食，宣畅气机，使壅滞胸脘之痰食得以涌吐排出，诸症自解。

配伍特点：酸苦相须，意在"涌泄"；佐以安中，吐不伤胃。

注意：方中瓜蒂苦寒有毒，易于伤气败胃，非形气俱实者慎用。若食已离胃入肠，痰涎不在胸膈者，均须禁用。